SARAH LUCKE

BECKENBODEN-YOGA *entspannt*

Erdung, Kraft und erfüllte Sexualität

WINDPFERD

Wichtiger Hinweis: Die in diesem Buch beschriebenen Methoden sollen ärztlichen Rat und medizinische Behandlung nicht ersetzen. Die in diesem Buch vorgestellten Informationen sind sorgfältig recherchiert und wurden nach bestem Wissen und Gewissen dargestellt. Dennoch übernehmen Autorin und Verlag keinerlei Haftung für Schäden irgendwelcher Art, die direkt oder indirekt aus der Anwendung oder Verwendung der Angaben in diesem Buch entstehen. Sämtliche Informationen in diesem Buch sind für Interessierte zur Weiterbildung gedacht.

3., erweiterte Auflage 2021

Umschlaggestaltung: Jennifer Jünemann | www.bitdifferent.de
unter Verwendung eines Fotos von Tanja Quasdorf
Illustrationen: Meike Haug | www.meikehaug.de
Fotos im Innenteil: Tanja Quasdorf
Lektorat: Silke Kleemann, Lucia Rojas
Layout und Satz: Marx Grafik & ArtWork
Audio-Dateien | Aufnahmetechnik, Mischung und Mastering: Darius Gall, Berlin
Sprache und Konzept: Sarah Lucke
Sitar: Tribhanga Timothy Campling
Downloadlink: siehe S. 88
Druck: Westermann Druck Zwickau GmbH

BLAUER ENGEL – DAS UMWELTZEICHEN – MI6
www.blauer-engel.de/uz195
• ressourcenschonend und umweltfreundlich hergestellt
• emissionsarm gedruckt
• überwiegend aus Altpapier
Dieses Druckprodukt ist mit dem Blauen Engel ausgezeichnet

Printed in Germany
ISBN 978-3-86410-325-4
www.windpferd.de

Inhalt

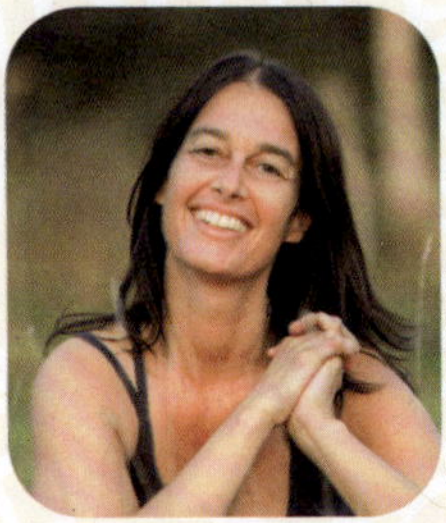

© TANJA QUASDORF

Namasté – und „Hallo DU“!

Der indische Gruß „Namasté“ bedeutet so viel wie „das Göttliche in mir grüßt das Göttliche in dir“. Dabei kannst du das Wort „Göttlich“ auch gern durch Höheres Selbst, Licht, Liebe, Wesenskern oder was immer für dich das Höchste in deinem Leben darstellt, ersetzen. Mit dieser Begrüßung begeben wir uns gleich auf eine tiefere – beziehungsweise höhere – Ebene, indem wir uns auf das ewige Bewusstsein in uns und im anderen besinnen.

Da wir auf dieser Ebene alle miteinander verbunden sind und ich dich wirklich berühren möchte, rede ich dich mit „Du“ an, wie ich es auch im vertrauten Rahmen eines Kurses machen würde.

Der Beckenboden – unser Tor zur Erdkraft

Mit diesem Buch möchte ich dir eine ganzheitliche Betrachtung des Beckenbodens vorstellen, denn er ist nicht nur ein zentrales Gewebe aus Muskeln und Faszien mit wichtigen körperlichen Aufgaben, auf einer feineren Ebene ist er auch ein Tor zur Erdkraft. Unser Körper ist eng mit unserem Energiesystem verwoben und wirkt mit diesem zusammen. Unser Basis-Energiezentrum, das Wurzelchakra, befindet sich am Damm zwischen Anus und Genitalien, also genau am Mittelpunkt des Beckenbodens.

Die Themen dieses ersten Chakras decken sich im Grunde mit denen des Beckenbodens, nur drücken sie sich auf einer anderen, weniger dichten Ebene aus als der rein körperlichen. Im Mittelpunkt stehen die Basis, Stabilität, Sicherheit, Kraft, Aufrichtung und ein freier Energiefluss. Es geht auch um ein wirkliches Loslassen im (Ur-) Vertrauen, um eine stärkende Verbindung zur Erde, bedingungslose Hingabe an das Leben und vertrauensvolle sexuelle Beziehungen. Übungen mit dem Beckenboden stärken das Wurzelchakra und das Bewusstsein dafür kann uns den Weg in tiefere Erfahrungen weisen.

Mit mehr Bewusstsein und Flexibilität (Entspannung und Kraft!) im Beckenboden finden wir zu einer besseren Auf- und Ausrichtung des ganzen Körpers und zu einem positiveren Lebensgefühl.

Yoga-Praktizierende werden durch die Beckenbodenarbeit ein tieferes Verständnis für den Wurzelverschluss Mula Bandha erhalten. In vielen Yoga-Haltungen (Asanas) führt der Einsatz des Beckenbodens zu einer zentrierteren und gesünderen Ausrichtung.

Dieses Buch soll dir sachliche Informationen liefern, dich mit den Übungen als Audio-Datei/MP3-Download aber auch auf einer tieferen Ebene berühren und zu dir selbst führen. Ich habe das Beckenboden-Yoga bewusst so entwickelt, dass das Wahrnehmungstraining eine größere Wichtigkeit erhält als das reine Muskeltraining, denn die psychische Zentrierung durch mehr Achtsamkeit spiegelt sich auch im Beckenboden wider. Durch die liebevolle und nicht wertende Zuwendung zu uns selbst entsteht bereits Veränderung.

Ich wünsche dir entspanntes und angenehmes Üben mit deinem Schatz im Becken! Mögest du dich stabil in deiner Mitte und gut angebunden an die Erdkraft fühlen!

Beckenboden und Psyche

Der körperliche Zustand wirkt sich ebenso auf die Psyche aus, wie die psychische Befindlichkeit auf den Körper. Wenn wir uns zerfasert und überfordert fühlen, reagiert auch der Beckenboden mit Überlastung. Fühlen wir uns hingegen gut und vital, haben wir weniger Probleme mit unserem Beckenboden. Entspanntes, meditatives Beckenbodentraining kann uns in unsere innere Mitte bringen. So ist das Leitmotiv für die Arbeit mit diesem Buch und den Audio-Dateien: KEIN STRESS! Entspanne dich also so gut du kannst, denn Stress ist nicht nur die Ursache fast aller Krankheiten, sondern schadet eben auch dem Beckenboden.

Damit meine ich nicht nur äußeren Stress, sondern auch den innerlichen Gedankenstress, der dich nicht zur Ruhe kommen lässt. Auch der ist physisch nachweisbar. Für mich gibt es offensichtliche energetisch-psychisch-körperliche Zusammenhänge, die es wert wären, näher erforscht zu werden. Die dem Wurzelchakra zugeordneten endokrinen Drüsen sind die Nebennieren, die unter anderem die Stresshormone Adrenalin, Noradrenalin und Cortisol produzieren. Diese helfen in Gefahrensituationen unser Überleben zu sichern – wiederum ein Hauptthema des Wurzelchakras.

Aber unser Körper unterscheidet nicht zwischen äußeren und inneren Notsituationen und unser Stressfaktor wird von unseren bewertenden Gedanken beeinflusst. Unsere Gedankenmuster haben ihren Ursprung meistens in der Kindheit (in der das Wurzelchakra ausgebildet wird) und dienten ebenfalls dazu, unser Überleben zu sichern (zum Beispiel um die Liebe der Eltern nicht zu verlieren). Wir sollten unsere Gedanken und Bewertungen also immer wieder neu betrachten, auch weil durch übermäßigen Stress unser Immunsystem und der Beckenboden geschwächt werden. Und bei zu viel Stress ist auch kein Beckenbodentraining mehr sinnvoll oder möglich. Entspannung steht also an erster Stelle.

Yoga und Meditation können dich wunderbar darin unterstützen, dich zu entspannen und dir und deinem Körper in liebevoller Achtsamkeit zu begegnen.

Der folgende erste Praxis-Tipp, die Beckenbodenmeditation, ist womöglich der Wichtigste im ganzen Buch und du kannst sofort damit beginnen. Die vielfältigen Wirkungen von Meditation sind heute gut erforscht, aber das Grundlegende ist: Meditieren bringt dich zu dir selbst. Das Meditieren auf den Dammpunkt (das Centrum perinei vor dem Anus, der Punkt, an dem alle Schichten des Beckenbodens sich kreuzen und wo sich das Basis-Energiezentrum befindet) ist eine sehr gute Möglichkeit, Beckenboden, Wurzelchakra, Psyche und Geist zu stärken.

Damit stärkst du nicht nur die Nervenverbindungen vom Becken zum Gehirn, sondern erweckst auch eine gewaltige Energiequelle in dir. Wenn du täglich auf deinen Damm meditierst, wirst du eine immer größer werdende Lebenslust in deinem Becken erfahren, die dir auch im Alltag deinen Weg weisen kann. Viele Rückmeldungen von Teilnehmerinnen meiner Beckenboden-Yoga-Ausbildung haben mir bewusst gemacht, dass die intensive Beschäftigung mit Beckenboden-Yoga einen großen Coaching-Aspekt beinhaltet. Der Beckenboden führt auf energetischer Ebene in die Kraft und Fülle.

Praxis-Tipp: **Meditation auf den Damm**

Richte dein Bewusstsein auf den Dammpunkt zwischen Anus und Genitalien. Nimm alle körperlichen und energetischen Empfindungen an diesem Punkt wahr, ohne etwas zu tun oder zu wollen. Erspüre auch, wie die Atembewegung sich auf deinen Damm auswirkt. Nimm wahr, welche Gedanken und Gefühle in dir aufsteigen, beobachte sie, ohne dich von ihnen wegziehen zu lassen, und begegne all dem mit liebevoller Aufmerksamkeit. Mache dir bewusst, dass alle Gefühle und Gedanken kommen und gehen. Sie bleiben nicht, sie sind vergänglich. Deshalb kannst du sie einfach ziehen lassen, loslassen. Wenn du deinen Damm noch nicht spürst, bleib gelassen und übe dich weiter in der Wahrnehmung dieses vergessenen, aber hochinnervierten und dadurch sehr sensiblen Bereiches. Versuche, ganz wertfrei Ja zu sagen zu dem, was ist. Wenn du magst, kannst du zusätzlich innerlich das Mantra „LAM" (die Silbe für das Wurzelchakra) wiederholen. Es ist vollkommen normal, dass deine Aufmerksamkeit abschweift. Die Übung der Meditation besteht darin, sie entspannt wieder auf den Konzentrationspunkt Damm zu lenken, ohne dich zu verurteilen. Meditiere möglichst täglich, am besten zweimal fünf Minuten bis zu einer Stunde.

Beckenboden-Yoga

Beckenboden-Yoga ist ein ganzheitliches Beckenbodentraining, das Frauen wie Männer zu mehr Lebensfreude führen kann. Es beinhaltet die Bewusstwerdung, Entspannung und Stärkung des Beckenbodens unter Einbeziehung von Geist und Seele. Durch dieses ganzheitliche Training erfährst du eine innerliche wie äußerliche Zentrierung, die deinen ganzen Körper gesünder aus- und aufrichtet.

Yoga ist ein uralter und doch sehr moderner Weg, sich mit seinem Wesenskern zu verbinden. Ihm liegt ein holistisches und multidimensionales Weltbild zugrunde, das auch die nicht-sichtbaren Ebenen des Menschen miteinbezieht. Der Körper ist nur die dichteste, manifestierte Form des Seins, dahinter liegt unendlich viel mehr. Man muss jedoch nicht daran glauben, um Yoga zu praktizieren, denn Yoga ist eine „Erfahrungswissenschaft" und wirkt unabhängig vom Glauben.

Yoga heißt „Einheit" oder „Vereinigung". Es hat als Ziel, all unsere Seins-Anteile in Einklang zu bringen, das höchste Bewusstsein zu erreichen und mit ihm zu verschmelzen. Dazu gibt es vielfältige meditative und körperliche Praktiken, die dieses Einheitsbewusstsein stärken beziehungsweise den Weg dorthin frei machen. Im ältesten Yoga-Text, dem „Yoga Sutra" von Patanjali wird ganz am Anfang klar gemacht: „Yoga ist das Zur-Ruhe-Kommen der ständigen Bewegungen des Geistes". Nur wenn wir lernen, Abstand von unserem Kopf-Kino zu nehmen, uns nicht mit unseren Gedanken identifizieren und unser Bewusstsein dadurch weit werden lassen, können wir die Einheit erleben.

Hierzulande ist vor allem der körperbetonte Hatha-Yoga bekannt. „Ha" bedeutet „Sonne" und „Tha" bedeutet „Mond", es geht also um die Balance von zwei gegensätzlich wirkenden Energien. Im Hatha-Yoga lernen wir das Ausbalancieren der Gegenpole von Aktivität und Entspannung, Kraft und Dehnung, Üben (Tun) und Loslassen (Sein). Wir befreien uns Stück für Stück im Hier und Jetzt, indem wir unseren Körper und unseren Atem mit Bewusstsein durchdringen.

Hatha-Yoga ist ein ganzheitlicher Übungsweg, der auf alle Körper- und Energie-Systeme wirkt. Dazu werden Meditationen, Konzentrationsübungen, Körperhaltungen, Bewegungsabläufe, Atemtechniken, Klangschwingungen, neuromuskuläre Gesten, Energieverschlüsse und -lenkungen, Entspannungstechniken und eine positive geistige Ausrichtung eingesetzt. Wenn Körperübungen losgelöst sind vom Atem und Geist, ist es kein Yoga. Und obwohl es nicht nur um den physischen Körper geht, können und sollten wir ihn unbedingt nutzen, um uns gut geerdet in feinere Schwingungsbereiche zu begeben.

Eine bewusste Hatha-Yoga-Praxis sollte alle Übungen physisch korrekt ausrichten und das anatomische Bewusstsein stärken. Dann können wir den Körper wirklich durchdringen, größere Zusammenhänge verstehen und für seine optimale Gesundheit sorgen. Je präziser die Übungen aufgebaut werden, umso freier kann die Energie fließen. Für die Asana-Praxis ist ein aktiver Beckenboden in vielen Übungen notwendig, um den Rücken zu schützen. So sollte jede*r Yogapraktizierende einen guten Bezug zu seinem/ihrem Beckenboden herstellen.

Bewusstsein und Training für den Beckenboden

Ein gutes Beckenbodenbewusstsein ist wichtig für die richtige Ausrichtung in den Asanas und gleichzeitig ist Yoga ein wunderbarer Weg, um den Beckenboden zu trainieren, wenn wir ihn bewusst mit ins Üben einbeziehen. Die tiefe Yoga-Atmung, Übungen mit Mula Bandha (siehe S. 106) und Gleichgewichtshaltungen wirken zum Beispiel tonisierend auf den Beckenboden. Dehnübungen, die die Hüften öffnen, lösen verspannte und verkürzte Strukturen in diesem Bereich. Dadurch kann auch der Beckenboden entspannen und zu mehr Flexibilität finden. Der Beckenboden braucht befreite Hüften, um seine flexible Funktion zu erhalten beziehungsweise seine Lebendigkeit zurückzugewinnen. Ohne eine ausreichende Hüftbeweglichkeit ist hier keine Dynamik möglich und dann ist der Beckenboden nicht wirklich gut trainierbar.

Je nach Anstrengung und Herausforderung der Übungen braucht man eine kraftvollere oder auch nur ganz sanfte Kontraktion des Beckenbodens und in manchen Entspannungshaltungen sollte er einfach loslassen können. Bei vielen Übungen ist ein starker Beckenboden unverzichtbar, wie zum Beispiel bei allen Bauchmuskelübungen und beim Aufrollen in den Stand. Diese Übungen sollten nur ausgeführt werden, wenn die Beckenbodenmuskeln stark genug sind, um den Druck abzufangen, da sie sonst sowohl dem Beckenboden als auch dem Rücken schaden können. Der Beckenboden ist die Basis des Cores, er muss dem Bauchraumdruck gegenhalten können, sobald beziehungsweise bevor die Bauchmuskeln aktiviert werden. Die Tiefenentspannung verinnerlicht die Erfahrungen, und Meditationen führen uns in die Mitte. Sogar das Singen von Mantren und Tönen allgemein wirkt sich positiv auf den Beckenboden aus, indem besonders das flüssigkeitshaltige Bindegewebe in heilsame Schwingung versetzt wird.

Spezielles Beckenboden-Yoga nutzt ausgewählte Yoga-Übungen für ein ganzheitliches Beckenbodentraining. Der Beckenboden wird flexibler und kraftvoller, zudem durch Bewusstseinsübungen energetisiert. Wir arbeiten dabei viel mit dem Wurzelchakra und der Wirbelsäule und stärken dadurch auch unsere Energiekörper und unsere Erdanbindung. Für den Einstieg und die Bewusstwerdung reichen die einfachen Übungen, die du hier vorfindest. Als nächsten Schritt kannst du deine Erfahrungen in den Alltag integrieren. Sobald du ein gutes Gespür für die einzelnen Beckenbodenschichten hast, kannst du mit vielen weiteren Yoga-Übungen für einen lebendig-kraftvollen Beckenboden arbeiten, die du zum Beispiel in meinen Onlinekursen oder Seminaren findest. Wenn du Yoga praktizierst, solltest du grundsätzlich mit deinem Beckenboden experimentieren und beobachten, wie dich die Aktivität des Beckenbodens in manchen Asanas zentriert und dir mehr Kraft gibt oder wie du durch die Entspannung des Beckenbodens noch tiefer loslassen kannst.

Üben mit den Audio-Dateien

Mit den Übungen des MP3-Downloads und in diesem Buch lernst du auf eine entspannte Art, deinen Beckenboden besser wahrzunehmen, ihn zu aktivieren und dein Wurzelchakra zu stärken.

Ich möchte dich dazu einladen, innerhalb aller Übungen mehr zu „sein" und zu spüren und weniger zu tun, auch wenn ich sehr viel „tun" anleite. Wenn du zunächst nicht spürst, wovon ich rede, ist das kein Problem – du bist auf dem Weg, dir ein großes Potenzial zu erschließen. Vertiefe dich, so gut du kannst, in eine Vorstellung von dem, wovon ich rede. Die Nervenverbindungen vom Gehirn zum Beckenboden müssen meist erst wieder neu geschaffen werden, da dies oft ein brachliegender Bereich ist.

Zu deiner Beruhigung: Es gibt wissenschaftliche Beweise dafür, dass Muskeltraining auch wirkt, wenn man es sich nur genau vorstellt. Wenn du kontinuierlich übst, wirst du innerhalb kurzer Zeit Erfolge spüren.

Zunächst möchte ich dir den Bereich des Beckenbodens nun aus körperlicher und energetischer Sicht vorstellen. Im Anschluss findest du detaillierte Anleitungen für vorbereitende Übungen, die Übungen aus dem MP3-Download mit der Aktivierung der einzelnen Beckenbodenschichten und danach einige ergänzende Übungen und Meditationen. Dieses Buch inklusive Audio-Anleitungen bietet dir somit eine solide Grundlage, um ins Beckenboden-Yoga einzusteigen.

Der Beckenboden

Der Beckenboden besteht aus drei kreuzweise übereinander liegenden Muskelschichten und Bindegewebe inklusive Bändern, die zusammen eine Einheit bilden. Diese etwa handdicke Muskel-Faszien-Schale schließt das Becken nach unten ab, mit Öffnungen für die Ausscheidungs- und Geschlechtsorgane. Er gehört zur inneren Tiefenmuskulatur, die eine stabilisierende Funktion hat. Selbst bei Aktivierung reicht meistens ein Tonus von ca. 30 bis 50 Prozent der Kraft, die man aufwenden könnte. Nur in stark fordernden und belastenden Situationen muss der Beckenboden mit voller Kraft arbeiten.

Der Beckenboden muss sich den Situationen flexibel anpassen und seinen Tonus in allen erdenklichen Intensitäten verstärken oder entspannen können. Ich spreche hier gerne von einem „lebendigen Beckenboden". Er soll uns in allen Situationen unterstützen, mit dem Leben zu fließen, uns Sicherheit und ein entspanntes Gefühl geben. Wenn der Beckenboden diese Lebendigkeit und Flexibilität verloren hat, kann er uns leider zahlreiche Probleme auf physischer und energetischer Ebene bereiten. Neben dem muskulären Training des Beckenbodens dürfen wir nicht seinen hohen faszialen Anteil vergessen, der ein sehr sanftes Üben erfordert. Die Faszien des Beckenbodens müssen ausreichend hydriert sein, das Bild von einem „saftigen Beckenboden" beschreibt es recht anschaulich. Auch das vegetative Nervensystem und die Sexualhormone haben große Auswirkung auf den Beckenboden. Während wir auf die Hormone nur schwer einwirken können, beinhaltet Beckenboden-Yoga die Aktivierung des Parasympathikus, um das Nervensystem in diesen stressigen Zeiten der modernen Welt auszugleichen. Die Entspannung des Nervensystems und des Beckenbodens ist neben dem sanften Training der Schlüssel zu einem gut funktionierenden, lebendigen Beckenboden.

Aufgaben des Beckenbodens

Stabilität

Das gesamte Gewicht des Oberkörpers lastet auf dem Becken. Der Beckenboden sorgt unter anderem dafür, dass das Kreuzbein gut im Becken verkeilt ist. Er stabilisiert aber auch den ganzen Körper und gibt uns eine Kernstabilität (Core), die unabhängige Bewegungen unserer Extremitäten zulässt, ohne unseren Rücken zu belasten. In Zusammenarbeit mit den Füßen gibt er uns Standfestigkeit. Wir stehen dann sicher in der Zentralachse, in unserer Mitte, ohne uns so leicht umwerfen zu lassen.

Auf- und Ausrichtung

Durch den Beckenboden können wir zu einer weniger belastenden und freieren aufrechten Haltung finden. Ein aktiver Beckenboden richtet das Becken auf und führt zu einer gesunden Ausrichtung von Wirbelsäule, Knien und Füßen. Er wirkt durch die spiralige Verwringung von Muskelketten und Faszien auf den ganzen Körper. Dies ist insbesondere für eine gesunde Asana-Praxis von Bedeutung.

Kraft

Wir brauchen einen kraftvollen Beckenboden, der uns im Alltag schützt und trägt. Er muss kraftvoll anspannen können, sobald sich der Bauchraumdruck erhöht, um sich selbst und den Rücken zu schützen. Außerdem benötigen wir einen geringeren Kraftaufwand für anstrengende Aktivitäten, wenn wir den Beckenboden miteinbeziehen. Wir haben hier Zugang zu einer größeren Kraft, die manchmal (zum Beispiel in Notsituationen) auch gebündelt und mächtig freigesetzt werden kann.

Halten

Ein intakter Beckenboden trägt die inneren Organe und verhindert ihr Absinken. Wenn der Beckenboden seine Haltefunktion verliert, können Organe absinken, was bis zum Scheidenvorfall oder Gebärmuttervorfall führen kann, wobei genannte Organe aus der Scheide hervortreten können.

Entspannung

Der Beckenboden braucht auch eine große Entspannungsfähigkeit. Diese ist der Schlüssel für vielfältige Beckenbodenprobleme. Wir müssen den Beckenboden wirklich loslassen können – beim Relaxen, beim Sex, beim Gebären, auf der Toilette und auch um das Wurzelchakra zu öffnen. Wir können nicht wirklich entspannen, wenn der Beckenboden verspannt ist. Auch Nacken- und Rückenverspannungen sowie Knieprobleme können ihre Ursache in einem verspannten Beckenboden haben.

Kontrolle und Sicherheit

Der Beckenboden kontrolliert unsere Ausscheidung. Er hält die Schließmuskulatur bis zum Zeitpunkt der Entleerung verschlossen. Es ist wichtig, dass wir den Inhalt von Darm und Blase zurückhalten und im entscheidenden Moment dann auch vollständig loslassen können. Wenn die Schließmuskulatur ihre Kontrollfunktion verliert, gibt uns das ein hohes Maß an Unsicherheit, die unseren Alltag und unser Lebensgefühl erheblich erschwert. Kontrolle hat auch etwas mit Achtsamkeit und Schutz zu tun. Wenn wir lernen, den Beckenboden in belastenden Situationen bewusst aktiv, aber sehr sanft zu steuern, schützt das Rücken, Gelenke und den Beckenboden selbst. Männer können lernen, mit dem Beckenboden ihren Samenerguss zu kontrollieren und so ihren Partnerinnen längere Freuden bescheren.

Sexualität

Der Beckenboden hat auch eine sexuelle Funktion. Eine seiner Aufgaben ist also die, uns große Freuden zu bereiten und für genügend Entspannung in unserem Leben zu sorgen. Bei Frauen wie Männern entstehen die Muskelzuckungen des Orgasmus in den Schwellkörpermuskeln der äußeren Beckenbodenschicht, setzen sich aber auch bis in die innerste Beckenbodenschicht fort. Beckenboden-Yoga kann das sexuelle Empfinden, die Lust, die Orgasmusfähigkeit und den Orgasmus selbst verstärken. Das geschieht einerseits ganz von alleine durch eine bessere Durchblutung und Durchsaftung des Beckenbodens, andererseits kann man durch bewusste abwechselnde Entspannung und Kontraktion nachhelfen. Männern verhelfen ein lebendiger Beckenboden und das Verständnis für die Aktivierung der inneren Beckenbodenschicht zur Potenzsteigerung, und Beckenbodenkontraktionen können insbesondere von Frauen zur Luststeigerung und Orgasmusförderung eingesetzt werden. Der Beckenboden einer Frau braucht genügend Weite und Entspannung, um den Mann hineinzulassen. Ein verspannter Beckenboden kann zu Vaginismus führen, was den Geschlechtsverkehr schmerzhaft oder gar unmöglich macht. Von großer Bedeutung für eine erfüllte Sexualität ist die Fähigkeit zur Hüftöffnung, die den Beckenboden weitet, und gleichzeitig die Möglichkeit, ihn willentlich kontrahieren oder entspannen zu können, denn die Anspannung des Beckenbodens während der Dehnung kann die Lust steigern.

Flexibilität

Der Beckenboden braucht eine möglichst große Spannbreite zwischen Anspannung und Entspannung. Ihm wird ein höchstes Maß an Flexibilität abverlangt, um situationsgemäß spontan zu reagieren. Der Beckenboden sollte lebendig mit dem Alltag mitfließen.

Praxisnahe Anatomie in Kürze

Der Beckenboden spannt sich direkt am Beckenausgang im kleinen Becken zwischen Sitzbeinhöckern, Steißbein und Schambein auf. Das Schambein besteht eigentlich aus zwei Schambeinen, die durch die knorpelige Schambeinfuge miteinander verbunden sind. Das Steißbein besteht aus zwei bis fünf zusammengewachsenen Wirbeln und ist durch das Steißbein-Kreuzbein-Gelenk auch unabhängig vom Kreuzbein leicht beweglich, sofern die Muskulatur und die Faszien nicht zu verspannt sind.

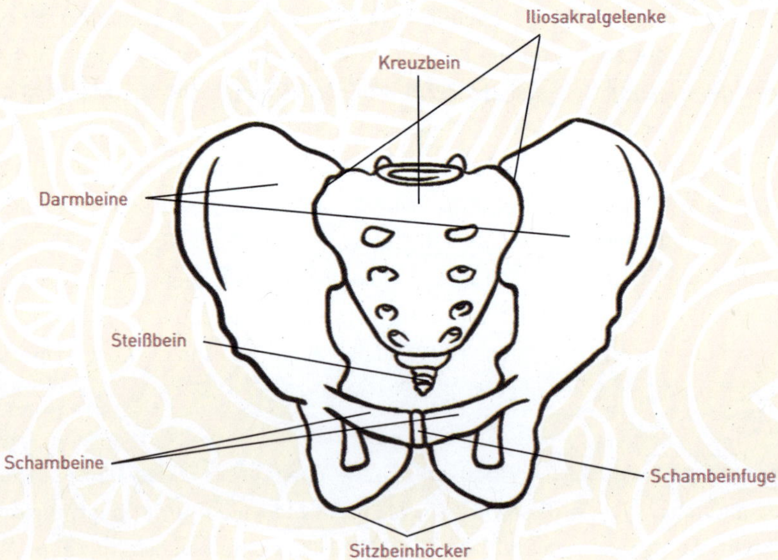

Weibliches Becken von vorne

Das Kreuzbein ist sowohl Teil der Wirbelsäule als auch des Beckens. Es ist durch die Iliosakralgelenke mit den Darmbeinen verbunden.

Das Becken hat insgesamt sechs Gelenke, die es beweglich halten und auch dem Beckenboden unterschiedliche und belebende Dehnungsreize geben: das Steißbein-Kreuzbein-Gelenk (Sacrococcygealgelenk), das Lumbosakralgelenk (zwischen Kreuzbein und Lendenwirbel), die beiden Iliosakralgelenke, die beiden Hüftgelenke und die Schambeinfuge als unechtes Gelenk (Symphyse).

Praxis-Tipp:

Ertaste mit den Händen dein Kreuzbein, Steißbein, beide Sitzbeinhöcker, Schambeine und die Schambeinfuge.

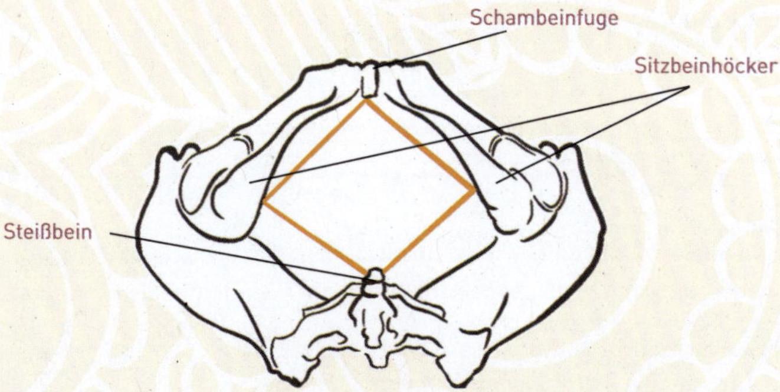

Becken von unten

Die vier knöchernen Ansatzpunkte des Beckenbodens bilden zusammen ein Viereck. Ist es nicht interessant, dass auch das geometrische Symbol für das Wurzelchakra ein Viereck ist?

Praxis-Tipp:

Erspüre und visualisiere mit geschlossenen Augen die vier Ansatzpunkte und das Viereck, das sich dazwischen aufspannt.

Becken und Wirbelsäule sind durch das Kreuzbein miteinander verbunden, daher können Sie nicht unabhängig voneinander bewegt werden. Die Haltung des Beckens wirkt sich somit immer auf die Wirbelsäule aus und die Haltung der Wirbelsäule wirkt sich immer auf das Becken aus.

Praxis-Tipp:

- **Versuche im Vierfüßlerstand das Becken einzurollen und dabei ein leichtes Hohlkreuz beizubehalten. Geht nicht? – Richtig!**
- **Versuche die Wirbelsäule vollständig zu runden („Katzenbuckel") und dabei das Becken gerade zu lassen. Geht das? – Nein.**
- **Probiere verschiedene Bewegungen deiner Wirbelsäule und deines Beckens aus und spüre, wie sie sich aufeinander auswirken.**

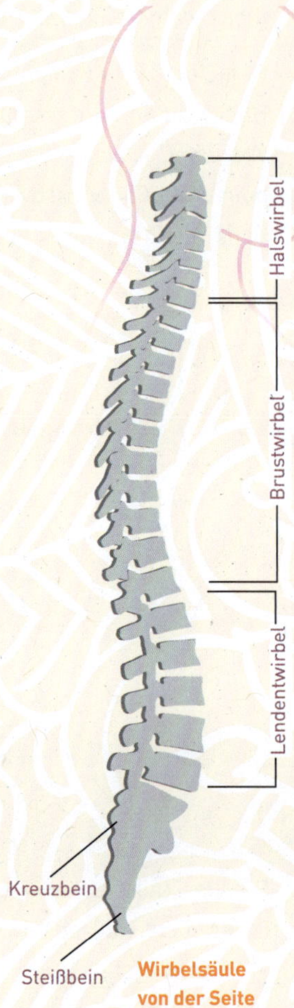

Wirbelsäule von der Seite

Die Wirbelsäule hat eine natürliche Wellenform. Diese muss mit der Aufrichtung gewahrt werden, während dabei möglichst viel Länge geschaffen wird.

Praxis-Tipp:

- **Erspüre deine aufgerichtete Wirbelsäule von innen und nimm die Kurven genau wahr.**
- **Bitte einen anderen Menschen, mit seinen Fingern deine Wirbelsäule entlangzuwandern und nimm dabei die Krümmungen war.**
- **Wandere mit deinen Fingern die Wirbelsäule eines anderen Menschen entlang.**

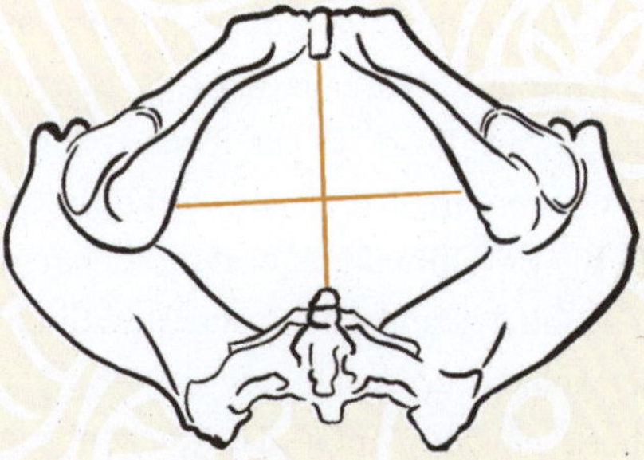

Wir können den Beckenboden in einen vorderen und einen hinteren Anteil, sowie in eine linke und eine rechte Hälfte einteilen. Meistens ist eine Seite verspannter oder schwächer als die andere und der hintere Beckenboden neigt oft zu mehr Verspannungen als der vordere Anteil. Verspannungen im myofaszialen (Muskeln und Faszien beinhaltenden) Gewebe führen zu Ungleichgewichten im Beckenboden und wirken sich auch auf den ganzen Körper aus.

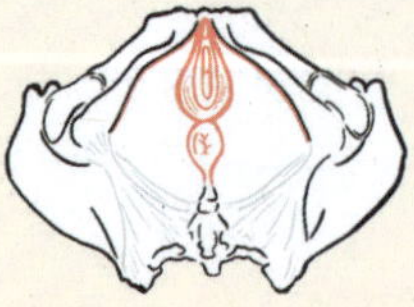

Weiblicher Beckenboden von unten, äußere Schicht

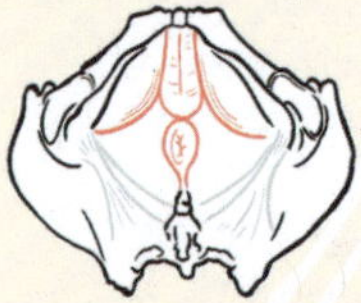

Männlicher Beckenboden von unten, äußere Schicht

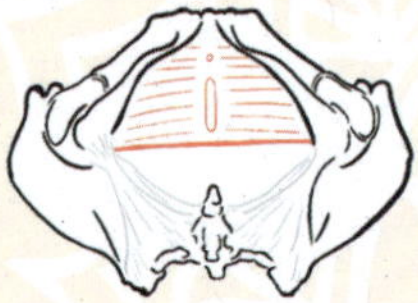

Beckenboden von unten, mittlere Schicht (Urogenitaldreieck)

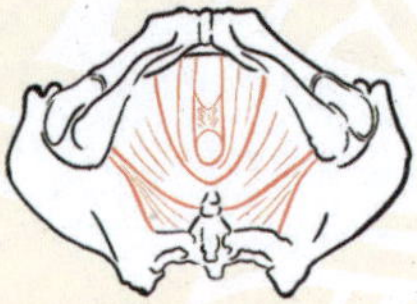

Beckenboden von unten, innere Schicht

Die drei Schichten des Beckenbodens

Die Beckenbodenmuskulatur besteht aus drei verschiedenen Schichten, die kreuzweise übereinander liegen und am Damm miteinander verbunden sind.

Die unterste oder vielmehr äußerste und oberflächlichste Beckenbodenschicht bilden die Schließ- und Schwellkörpermuskeln, die sich längs wie eine 8 mit Kreuzungspunkt am Damm um die Öffnungen von Anus und Vagina legen. Beim Mann verläuft der vordere Teil der äußeren Beckenbodenschicht geschlossen vom Damm bis zur Peniswurzel. Zur Vereinfachung rede ich verallgemeinernd von der Schließmuskulatur, die sich wie eine 8 um Anus und Genitalien legt. Die Klitoris und der Penis sind faszial mit dieser Beckenbodenschicht verwoben und insofern ist der vordere Teil dieser ersten Beckenbodenschicht vor allem für die Sexualfunktion wichtig. Der hintere Teil hat die Funktion des Haltens und Entleerens des Stuhlgangs. Die Schließ- und Schwellkörpermuskulatur ist ein sehr kleiner und vor allem oberflächlicher Anteil des Beckenbodens und das aktive Üben mit ihr verhindert eher den Zugang zu den tieferen, größeren und für eine gesunde Beckenbodenfunktion wichtigeren Schichten des Beckenbodens. Außerdem führt der Fokus auf die äußere Beckenbodenschicht zu Verspannungen bis hin zum Vaginismus. Deswegen üben wir im Beckenboden-Yoga weniger mit dieser Schicht, die in vielen Übungen aber oft genug mitaktiviert wird.

Grundsätzlich versuchen wir, diese Beckenbodenschicht zu entspannen, während wir die anderen anspannen.

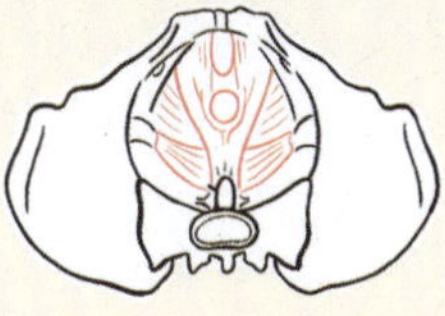

Levator ani, von oben

Die mittlere Schicht des Beckenbodens füllt seinen vorderen Teil wie ein Dreieck aus und verläuft quer zwischen beiden Sitzbeinhöckern und dem Schambein. Sie besteht hauptsächlich aus dem queren Dammmuskel und bildet das Urogenitaldreieck (Diaphragma urogenitale) mit einem sehr hohen Bindegewebsanteil. Der äußere Blasenschließmuskel ist in diese Beckenbodenschicht eingebettet und sie ist mit der Vagina faszial verbunden. Diese zweite Beckenbodenschicht gibt dem Becken mehr Stabilität und Zusammenhalt und unterstützt die Harnkontinenz.

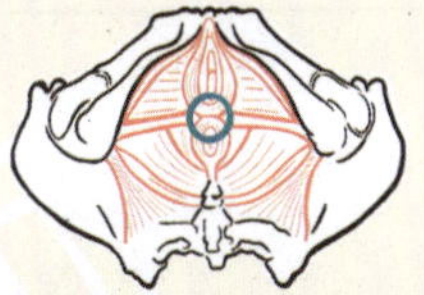

Beckenboden von unten, der Damm ist eingekreist

Die innere, tiefe Schicht des Beckenbodens besteht hauptsächlich aus dem Musculus levator ani (Anusheber), aber auch den Musculus coccygeus kann man dazu zählen. Dies ist die größte Beckenbodenschicht und sie bildet mit ihrer trichterförmigen Schalenform das Diaphragma pelvis. Der Levator ani wird aus den drei Muskeln Musculus puborectalis, Musculus pubococcygeus und Musculus iliococcygeus gebildet, die wie ein Fächer zwischen Steißbein und Schambein verlaufen und dabei seitlich am starken Sehnenbogen der Faszie des Musculus obturatorius internus ansetzen. Man kann den Levator ani in zwei Levator-Schenkel einteilen, die auch unabhängig voneinander aktiviert werden können. Diese dritte Beckenbodenschicht ist essenziell für die Aufrichtung des Körpers und die Gesundheit der Wirbelsäule, sie hält die Organe an ihrem Platz und wirkt auf die gesamte Ausrichtung des Körpers und damit auf seine Gesundheit, Entspannung und Vitalität.

Auch für die Sexualität ist der Levator ani von Bedeutung. Sein mittlerer Muskelstrang ist der PC-Muskel (Musculus pubococcygeus), der als orgasmusfördernder beziehungsweise bei Männern ejakulationsherauszögernder und Standfestigkeit steigernder Muskel bekannt geworden ist.

Der Musculus coccygeus sowie das Ligamentum anococcygeum zwischen Steißbein und Anus neigen zu Verspannungen. Diese können ebenso wie das sehnige Gewebe am Damm wunderbar mit Faszientools gelöst werden.

Alle Beckenbodenschichten kreuzen sich am Damm und bilden hier das Centrum perinei. Der Damm ist der wichtigste Aktivierungspunkt für den gesamten Beckenboden und Sitz des Wurzelchakras. Durch die vielen Nervenendungen ist er sehr sensibel.

Das fasziale Gewebe im Beckenboden

Der Beckenboden besteht aus mehr Bindegewebe als Muskulatur. Wir haben hier sowohl festeres Fasziengewebe (nach dem neuen erweiterten Faszienbegriff) – wie Muskelumhüllungen, Bänder, Sehnen, Sehnenbögen und die das gesamte Becken auskleidende Beckenfaszie – als auch viel lockeres Bindegewebe, das ganz fein ist und einen noch höheren Flüssigkeitsanteil hat. Fasziengewebe besteht aus einer flüssigen Grundsubstanz, Zellen und Fasern (Kollagen, Elastin und Retikulin), die je nach Zusammensetzung ganz lockeres Bindegewebe oder festeres Bindegewebe wie dickere Faszienschichten, Sehnen, Bänder, Gelenkkapseln etc. ergeben. Außerdem hat nicht nur jeder Muskel, sondern auch jede einzelne Muskelfaser eine fasziale Umhüllung, sodass auch die Muskulatur selbst von Bindegewebe durchzogen ist. Frauen haben sogar relativ große bindegewebige Lücken innerhalb der inneren Beckenbodenschicht.

Fasziengewebe kann leicht verfilzen und seine Elastizität verlieren, wenn es zu wenig Stimulation durch vielfältige Bewegung bekommt. Dann wird das Bindegewebe spröde und kann bei Belastung reißen, wie es zum Beispiel beim sehr sehnigen Damm während der Geburt oft passiert. Das Gewebe wird nicht mehr gut durchblutet und die Muskulatur nicht mehr gut ernährt, was ihre Erschlaffung fördert. Wenn die dicken Faszienschichten im Beckenboden, die die drei Muskelschichten umhüllen, verklebt sind, lassen sich die einzelnen Beckenbodenschichten nicht mehr separat aktivieren. Es ist wichtig, die drei Muskelschichten zu verstehen und zu lernen, sie getrennt voneinander zu aktivieren und zu entspannen. Dadurch bekommen wir ein besseres Verständnis für die Zusammenhänge und Funktionen und stärken die Gleitfähigkeit der einzelnen Faszienschichten, die sich frei gegeneinander verschieben lassen sollten. In besonders starken Fällen von faszialer Verklebung sollte eine Beckenbodentherapeutin die Schichten manuell lösen.

Da Bindegewebe viel flüssige Grundsubstanz beinhaltet, sollte ein gesunder Beckenboden sehr „saftig“ sein. Das sollten wir bei der Beckenbodenarbeit berücksichtigen und dabei nicht starr, sondern eher fließend werden. Ein saftiger, lebendiger, dehnfähiger Beckenboden übersteht auch die Strapazen einer Geburt unbeschadet. Deswegen sollte Frau frühzeitig beginnen, sanftes Beckenboden-Yoga zu praktizieren. Aber jeder Mensch, ob Mann oder Frau, profitiert von einem lebendigen und saftigen Beckenboden, der uns in jeder Situation unterstützt und die Lebenslust steigern kann.

Für ein gutes Beckenbodenbewusstsein und die Arbeit mit diesem Buch bedeutet das, dass wir nicht nur die muskulären Beckenbodenschichten im Blick haben, sondern auch das fasziale Gewebe, das sich darum herum und gleichzeitig mittendrin befindet. Fasziengewebe reagiert sehr empfindlich auf Überforderung und kann dadurch genauso verhärten oder fibrotisieren wie durch zu wenig Stimulation. Das macht deutlich, wie wichtig das entspannte Arbeiten mit dem Beckenboden ist, denn ein verspannter Beckenboden dient niemandem. Wir müssen also so sanft wie möglich üben, um die Faszien nicht zu verfilzen, sondern sie geschmeidig und saftig zu machen.

Letztendlich sollte der Beckenboden als Ganzes betrachtet und sowohl die drei Muskel- und Faszienschichten, die unterschiedlichen Beckenbodenhälften, das vordere und hintere Dreieck als auch die unzähligen kleinen Muskelfasern möchten erspürt werden. Es gibt also auch über die Jahre immer noch mehr zu entdecken und zu befreien im Beckenboden, was wirklich Freude macht. Sehr spannend wird das Beckenbodentraining dann, wenn wir mit ganz feinen Aktionen die einzelnen Muskelfasern im Beckenboden ansprechen und zum Beispiel die beiden Levator-Schenkel der innersten Beckenbodenschicht Millimeter für Millimeter mit unserem Bewusstsein durchwandern (siehe S. 116). Auch das freie und kreative Üben, zum Beispiel beim Tanz der Shakti (siehe S. 116), belebt den ganzen Beckenboden mit all seinen faszialen Anteilen.

Körperhaltung und Beckenboden

Der Beckenboden wirkt sich über die myofaszialen Verbindungen auf die gesamte Körperhaltung aus. Er bringt Knie und Füße in eine gleichmäßig belastete Stellung und führt zu einer Aufrichtung der Wirbelsäule.

Ein zu schlaffer Beckenboden kann zu Hohlkreuz, X-Beinen und Senkfüßen führen. Diese Fehlstellungen belasten Rücken, Hüften und Knie und führen zu Abnutzungserscheinungen.

Ebenso problematisch ist ein zu fester oder auch nur teilweise verspannter Beckenboden, der zum Beispiel Knieprobleme, O-Beine, einen angespannten Kiefer und Nackenverspannungen hervorrufen kann.

Genauso haben umgekehrt die Fehlstellungen von Füßen, Knien, Becken und Wirbelsäule negative Auswirkungen auf den Beckenboden.

Es ist sehr wichtig, den Körper (auch im Alltag) so gut wie möglich auszurichten, damit die Arbeit mit dem Beckenboden ihre Wirkung entfalten kann.

Die wichtigsten Punkte der Ausrichtung beim Stehen und Gehen möchte ich anhand der Übung Tadasana beschreiben:

Der aufrechte Stand – Tadasana

- Füße und Knie sind hüftgelenkweit ausgerichtet. Die zweiten Zehen (deren Ansätze!), Mitte der Sprunggelenke und Kniescheiben zeigen gerade nach vorne.
- Die Füße sind gleichmäßig belastet, sinken also weder nach außen noch nach innen.
- Die Hüften befinden sich über den Fußgelenken, die Schultern über den Hüften.
- Finde in eine entspannte, aufgerichtete Beckenstellung. Kreuzbein und Steißbein sinken schwer Richtung Erde. Die vorderen Darmbeinstachel ziehen sanft zueinander.
- Verankere das Steißbein wie ein drittes Bein im Boden. Du kannst es auch sanft nach vorne ziehen, wenn du zum Hohlkreuz neigst.
- Das Gesäß ist entspannt und die Knie bleiben locker.

- Schaffe von den Sitzbeinhöckern aus eine sanfte tensegrale Schwebespannung bis zu den Füßen, indem du die Oberschenkel leicht nach außen rotierst und die äußeren Fersen, Großzehballen und Kleinzehballen in den Boden schmiegst.
- Schaffe eine sanfte raumgebende Schwebespannung vom Steißbein bis zum Scheitel. Wachse Wirbel für Wirbel in die Länge und behalte dabei die natürliche Wellenform der Wirbelsäule bei.
- Finde den leichtesten Auflagepunkt für den Kopf.
- Der obere Rücken strebt nach hinten-oben. Das Brustbein strebt nach vorne-oben, sodass viel Raum im Brustkorb entsteht.
- Die Schultern sinken entspannt nach hinten-unten-außen, die Arme können frei hängen oder die Fingerspitzen geben einen sanften Zug in die Erde.
- Kiefer und Stirn sind entspannt.
- Werde durchlässig in dieser ganz sanften Ganzkörper-Schwebespannung und atme durch den Beckenboden bis in die Füße.

Beckenbodentraining für Frauen und Männer

Wer glaubt, der Beckenboden wäre ein reines Frauenthema, der irrt. Auch Männer profitieren von mehr Beckenbodenbewusstsein.

♀ Für Frauen ist Beckenbodentraining eine dringende Notwendigkeit, wenn der Beckenboden „brach liegt" und im Alltag nicht benutzt wird. Der Beckenboden einer Frau hat mehr Bindegewebsanteile und muss bei der Geburt eines Kindes enorm dehnbar sein, das schwächt seine Struktur. Außerdem hat er eine Öffnung mehr (die Vagina), was noch mehr zu Lasten der Stabilität geht. Es ist also kein Wunder, dass der Beckenboden bei mangelnder Bewusstheit und Bewegung – und zudem noch falscher Belastung – dazu neigt, zu erschlaffen. Dann kann er Gebärmutter, Blase und Darm nicht mehr ausreichend halten, was zu Organabsenkungen bis hin zum Gebärmuttervorfall führen kann. Mehr oder weniger ausgeprägte Beckenbodensenkungen bestehen bei den meisten Frauen nach den Wechseljahren, auch bei den kinderlosen. Meistens ist der weibliche Beckenboden aber nicht nur zu schlaff, sondern auch noch verspannt.

♂ Männer neigen grundsätzlich eher zu einem zu festen und verspannten Beckenboden. Das wirkt sich ungünstig auf Rücken und Knie aus und macht wirkliche Entspannung unmöglich. Den Beckenboden zum richtigen Zeitpunkt wirklich loslassen oder anspannen zu können, hilft Männern, ihr Liebesspiel intensiver, flexibler und länger zu gestalten, da sie ihren Samenerguss besser kontrollieren können. Ein trainierter Beckenboden kann sogar die Potenz stärken. Auch Männer können, ebenso wie Frauen, nur viel seltener, unter Beckenbodenschwäche und Senkungsbeschwerden wie Inkontinenz leiden. Besonders bei Prostataproblemen ist Beckenbodentraining wichtig.

♀♂ Da bei Männern wie Frauen ein großes Maß an Anspannung vorzufinden ist, dürfen wir erst einmal gleichermaßen lernen, den Beckenboden zu entspannen und uns seiner überhaupt bewusst zu werden. Verkrampftes Beckenbodentraining würde uns nur noch mehr verspannen.

Aus der Entspannung heraus wird die natürliche Dynamik wiederhergestellt, indem wir lernen, den Beckenboden bewusst anzuspannen und auch wieder bewusst zu entspannen. Dabei wird er gleichermaßen gekräftigt und gedehnt.

Entspanntes Beckenbodentraining

Der Beckenboden erhält seine Funktionalität vor allem durch Flexibilität. Zu lernen, den Beckenboden wirklich zu entspannen, ist mindestens genauso wichtig wie das Muskeltraining. Zu oft führt Beckenbodentraining zu mehr Verspannungen anstatt zu einem flexiblen und dynamischen Beckenboden. Im Beckenboden-Yoga arbeiten wir an einem geschmeidig-kraftvollen und lebendigen Beckenboden, der uns mit einem freien Energiefluss und guter Erdung beschenkt. Gerade wenn wir mit den feinen Muskelbewegungen im Beckenboden arbeiten, müssen wir auf ein entspanntes Erforschen achten statt auf ein zielorientiertes Wollen. Wir möchten kein verkrampftes Üben, sondern arbeiten lieber mit der reinen Vorstellung. Weniger ist hier auf jeden Fall mehr. Ein Zuviel wirkt kontraproduktiv und schwächt den Beckenboden letztendlich mehr, als dass er ihn kräftigt. Sobald dein Kiefer angespannt ist, ist das ein Zeichen dafür, dass du zu viel willst. Achte während des Übens immer wieder darauf, dass du deinen Kiefer loslässt. Beckenboden-Yoga ist eingebettet in Entspannung und aktiviert das parasympathische Nervensystem mit seinem Vagusnerv, der auch als Heilnerv bekannt ist. Allein Entspannung und Ruhe haben immense Auswirkungen auf den Beckenboden, der oft völlig überfordert von unserem rasanten Lebensstil ist. Erst aus der Entspannung heraus kommt die wahre Kraft. Es gibt diese Art von Kraft, die uns nicht ausbrennt, sondern nährt und führt. Dieser Shakti-Flow kann überhaupt erst entstehen, wenn wir wirklich losgelassen haben. Im Beckenboden genauso wie im alltäglichen Leben. Viele vermeintliche Beckenbodenprobleme wie Dranginkontinenz (nicht zu verwechseln mit Belastungsinkontinenz) oder sexuelle Funktionsstörungen wie Impotenz haben ihre Ursache weniger im Beckenboden, sondern mehr im Ungleichgewicht des vegetativen Nervensystems. Da Beckenboden-Yoga an beidem gleichzeitig ansetzt, ist es dennoch für sämtliche Kontinenz- und Sexualprobleme heilsam.

Praxis-Tipp: **Kieferentspannung**

Der Zustand von Beckenboden-, Nacken- und Kiefermuskulatur wirkt sich über die myofaszialen Verbindungen aufeinander aus. Wenn der Kiefer verspannt ist, können wir auch den Beckenboden nicht loslassen. Achte deswegen so oft wie möglich darauf, deinen Kiefer zu entspannen: durch Massage, Kieferbewegungen oder einfach durch bewusstes Loslassen.

Beckenboden-Bewusstsein im Alltag

Wenn wir wissen, wie wir den Beckenboden schützen, aktivieren und entspannen können, hilft uns das, in allen möglichen Situationen gut für ihn zu sorgen – und damit für uns selbst.

Muskeln müssen möglichst viel benutzt werden, um kräftig und elastisch zu sein. Ist der Beckenboden in Vergessenheit geraten, gilt es, das Bewusstsein für ihn im Alltag aufrechtzuerhalten und immer wieder in ihn hineinzuspüren. Indem wir unser Becken und unsere Wirbelsäule richtig ausrichten und die natürliche Beteiligung des Beckenbodens in allen alltäglichen Bewegungen zulassen, halten wir ihn lebendig.

Praxis-Tipp: **Beckenboden-Bewusstsein im Stehen**

Stell dir dein Steißbein als drittes Bein vor, mit dem du dich ganz sanft in der Erde verankern kannst. Vielleicht kannst du auch eine subtile Verbindung von deinen Sitzbeinhöckern über die inneren Oberschenkel bis zu deinen Füßen aufbauen.

- ♂ Männer können jede sich bietende Gelegenheit nutzen, um in den Beckenboden hineinzuspüren und ihn zu entspannen, zum Beispiel beim Warten in der Schlange an der Kasse. Um den Beckenboden wirklich loszulassen, kann es hilfreich sein, ihn vorher nochmal kräftig anzuspannen.
- ♀ Frauen sollten ebenso den Beckenboden viel entspannen, müssen aber auch lernen, ihren Beckenboden sanft zu aktivieren, wenn er es nicht von selbst tut. Sie sollten in der Warteschlange also nicht nur loslassen, sondern auch mit dem Beckenbodentonus spielen, indem sie ihr Steißbein sacht in die Erde ziehen.

Praxis-Tipp: **Beckenbodentraining mit Spaß und ohne Zeitaufwand**

Beim Musikhören im Auto (geht natürlich auch ganz unauffällig in öffentlichen Verkehrsmitteln) mit dem Steißbein tanzen!

Den Beckenboden schützen im Alltag und beim Sport

Bei jeder Druckerhöhung im Bauchraum muss der Beckenboden aktiv gegenhalten können, was er im besten Fall reflektorisch tut. Zum Beispiel beim Husten, Niesen oder Schnäuzen. Der Rücken sollte dabei gerade sein und der Unterbauch unterstützend kräftig nach innen und oben gezogen werden. Dann solltest du den Oberkörper nach hinten drehen, damit der Druck vom unteren Rücken abgefangen wird. Wenn der ganze Druck auf den Beckenboden trifft, erschlafft er immer mehr und das muss in jedem Fall vermieden werden. Ebenso muss der Beckenboden bei jeder Stoßbelastung (zum Beispiel beim Stolpern) gegenhalten können.

Beim Heben oder Tragen sollte der Beckenboden aktiv angespannt werden, ebenso wie die Bauchmuskeln, die nach innen und oben ziehen. Die Wirbelsäule muss dabei wirklich gerade gehalten und darf nicht gerundet werden. Lasten sollten nah am Körper getragen werden, um die rücken- und beckenbodenbelastende Hebelwirkung zu minimieren.

Allgemein ist es zuträglich für die Beckenbodengesundheit, darauf zu achten, dass die Fersen beim Gehen eher sanft auf dem Boden aufsetzen, du dich beim Treppensteigen leichtfüßig von den Fußballen nach oben abdrückst und dass du beim Stuhlgang nicht presst.

Auch mancher Sport kann sehr belastend für den Beckenboden sein. Wenn dein Beckenboden schwach ist, darfst du nicht joggen, hüpfen oder Bauchmuskeltraining praktizieren. Beim Bauchmuskeltraining muss der Beckenboden immer zuerst aktiviert werden, damit der entstehende Bauchraumdruck ihn nicht belastet. Radfahren kannst du wunderbar für dein Beckenbodentraining nutzen, indem du den Beckenboden bewusst integrierst. Hierbei sollte das Becken stabil bleiben, während du abwechselnd deine Fußballen aus der Aktivität der mittleren Beckenbodenschicht heraus von den Sitzbeinhöckern gedacht in die Pedale drückst und die andere Beckenbodenhälfte entspannst.

Yoga ist wunderbar für den Beckenboden, vor allem wenn du ihn bewusst integrierst. Allerdings musst du bei Haltungen, die Bauchkraft erfordern, auch bei Übergängen und speziell beim Hochkommen aus der Vorbeuge Uttanasana in den aufrechten Stand Tadasana, bewusst Beckenboden- und Bauchmuskeln (den Core) anspannen, um Wirbelsäule und Beckenboden zu schützen. Bei Beckenbodenschwäche oder Rückenproblemen solltest du immer über die Seite zum Liegen und zurück zum Sitzen kommen.

Ansonsten sollte der Beckenboden ganz flexibel immer und überall dabei sein. Integriere den lebendigen, flexiblen Beckenboden in dein Leben. Genieße es und achte vor allem darauf, Beckenboden und Kiefer immer wieder zu entspannen.

Praxis-Tipp: **Es gibt einen Trick, um die innerste (wichtigste!) Schicht des Beckenbodens in belastenden Situationen zu aktivieren**

Nutze die tiefliegenden Bauchmuskeln, die den Levator ani mitaktivieren. Höhle dazu deinen Unterbauch vom Schambein ausgehend aus. Ziehe die untersten Bauchmuskeln zwischen Schambein und Bauchnabel kräftig nach innen und oben. Bei längerem Halten wird hier die Tiefenmuskulatur von Bauch und Beckenboden gekräftigt. Vergiss nicht, danach auch alle Muskeln wieder zu entspannen!

Schwangerschaft und Wochenbett

Wenn du schwanger bist, solltest du üben, den Beckenboden (und den Kiefer!) bewusst zu entspannen, damit er sich bei der Geburt weit dehnen kann. Du darfst ihn nur ganz sanft trainieren, damit er nicht zu fest wird. Spürübungen und sanfte Aktivierungsübungen sind sinnvoll, aber kein Beckenboden-Bodybuilding! Dammmassagen mit Dammmassageöl machen das Gewebe weicher und elastischer und beugen einem Dammriss vor. Die sanften hüftöffnenden Übungen im Beckenboden-Yoga sind ideal, um die Geburt vorzubereiten. Ein lebendiger, elastischer Beckenboden kann sich weit dehnen, so verringerst du das Risiko für einen Dammriss durch Beckenboden-Yoga erheblich.

Nach der Entbindung und ganz besonders nach einem Dammriss, braucht der Beckenboden viel liebevolle Aufmerksamkeit. In den ersten Tagen nach der Geburt solltest du einfach nur in den Beckenboden hineinspüren und -atmen. Mit der Zeit darf die Aktivierung des Beckenbodens bei der Ausatmung ganz sanft intensiviert werden. Nach sechs Wochen ist es unerlässlich, den Beckenboden richtig zu trainieren und möglichst einen Rückbildungskurs zu besuchen. Im ersten Jahr nach einer Schwangerschaft beziehungsweise bis zum Ende der Stillzeit solltest du auf Aktivitäten wie Joggen oder Hüpfen verzichten, da die Bänder durch die Hormone zu weich sind und sonst ausleiern. Sobald du zuerst den Beckenboden, dann die tiefen und dann die schrägen Bauchmuskeln trainiert hast, kannst du auch mit anderem Bauchmuskeltraining beginnen.

Beckenboden und Atmung

Der Grundrhythmus unseres Beckenbodens ist mit unserer Atmung verbunden. Im Zusammenspiel mit dem Zwerchfell wird ein gesunder Beckenboden mit jedem Atemzug leicht trainiert und optimal durchblutet.

Das Zwerchfell ist unser Haupt-Atemmuskel. Es liegt wie eine Kuppel über den Bauchorganen und spannt sich zwischen dem unteren Ende des Brustbeins, den untersten Rippen und obersten Lendenwirbeln auf. Mit der Einatmung dehnt sich das Zwerchfell aktiv nach unten aus und schiebt dabei die Bauchorgane nach unten und vorne. Der Beckenboden gibt diesem Druck passiv nach und weitet sich. Wenn der Beckenboden verspannt ist, hat das Zwerchfell weniger Bewegungsspielraum nach unten und somit gelangt weniger frische Luft in die Lunge.

Eine ausreichende Zwerchfellatmung erkennen wir daran, dass sich der Beckenboden mit der Atmung abwechselnd weitet und kontrahiert, wir die Atembewegung

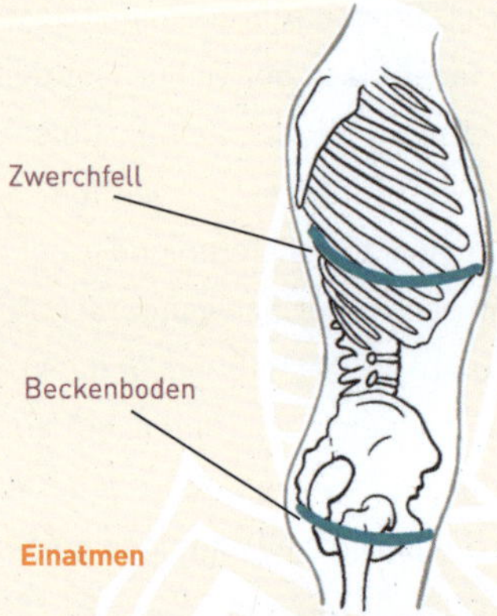

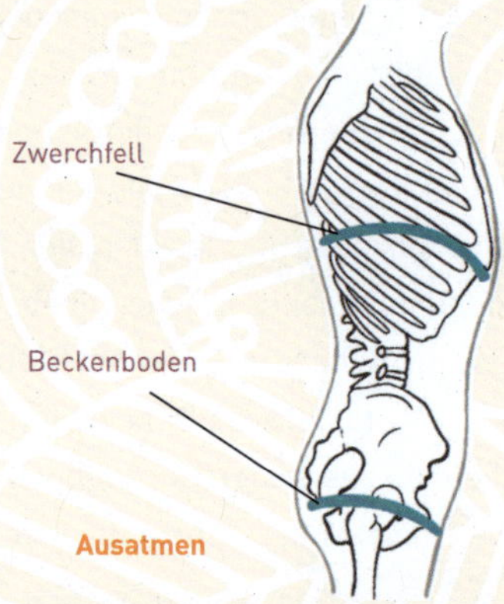

also im Beckenboden wahrnehmen können. Eine bewusste Beckenbodenatmung fördert die Lungenkapazität in den unteren Lungenlappen und die Zwerchfelldynamik. Natürlich reicht die Lunge nicht über das Zwerchfell hinaus, aber wir können gut mit der Vorstellung arbeiten, bis in den Beckenboden hinein zu atmen.

Mit der Ausatmung wird das Zwerchfell durch die natürliche aktive Kontraktion von Beckenboden- und Bauchmuskeln nach oben zurückgeschoben. Die zur Körpermitte hin zentrierende Aktivität der Tiefenmuskulatur geschieht also natürlicherweise während der Ausatmung. Mit der Einatmung dehnen wir den Körper in alle Richtungen aus, mit der Ausatmung kontrahiert er. Hier müssen manchmal yogaerfahrene Menschen umdenken, die es gewohnt sind, mit der Ausatmung loszulassen, was zwar auch richtig ist, aber nur eine Seite der Medaille. Die meisten großen, oberflächennahen Muskeln dürfen während der Ausatmung zur Erde hin entspannen, aber die aktive Mitte sorgt für Stabilität und einen Aufrichtimpuls nach oben. Mit der Ausatmung fließt die Energie zwar an der Peripherie des Körpers nach unten, um unnötige Anspannung mit sich zu nehmen. Gleichzeitig fließt die Energie aber auch in der Zentralachse der Wirbelsäule nach oben. Mit der Einatmung weitet sich der ganze Körper in die Expansion, auch der Beckenboden. Mit der Ausatmung zentriert sich der Körper in der Kontraktion der wirbelsäulennahen Tiefenmuskulatur, ebenso der Beckenboden.

Im Beckenboden-Yoga fokussieren wir uns grundsätzlich auf die zentrierende Ausatmung und verlängern diese. Dann vertieft sich die Einatmung, die wir wie ein Geschenk des Himmels einfach empfangen dürfen, ganz von alleine. In vielen Positionen können wir noch mehr Weite durch eine aktive, tensegral aufgespannte Ausdehnung unseres Körpers schaffen. Alle Übungen, die viel Kraft in der Mitte fordern, nehmen wir im Beckenboden-Yoga mit der Ausatmung ein, da wir hier eine bessere Stabilität mithilfe des Beckenbodens aufbauen können. Jede bewusste Ausatmung nutzen wir zur besseren Zentrierung und mit jeder Einatmung schaffen wir mehr Raum und Weite.

Beckenboden und Stimme

Der Klang der Stimme ist verdichtete Ausatmung, aber der Beckenboden steht auch unabhängig von der Atmung in vielfältiger Wechselwirkung mit der Stimme. Ein entspannter, lebendiger und dynamischer Beckenboden gibt der Stimme einen volleren Klang und mehr Raum, besonders die tiefen Töne vibrieren im Beckenboden. Wenn wir bewusst in den Beckenboden hineintönen, bringen wir durch die Vibration den gesamten Beckenboden mit seinem wasserhaltigen Bindegewebe zum Schwingen, was auch die kleinsten und schwererreichbarsten Anteile des Beckenbodens stimuliert, ordnet und belebt. Auch auf energetischer Ebene können wir mit bewusster Stimm-Heilarbeit Blockaden lösen. Außerdem können wir durch die Stimme regelrecht mit unserem Beckenboden kommunizieren, wir können seinem Befinden durch unsere Stimme Ausdruck geben und ihm dadurch lauschen. Meiner Erfahrung nach lösen sich Probleme schnell auf, wenn sie vollständig gesehen, gehört und gefühlt worden sind. Da der Beckenboden ein Spiegel unserer inneren Befindlichkeiten ist, ist es für eine ganzheitliche Heilung wichtig, auf seine Botschaften zu hören. So gehört das Tönen grundsätzlich zum Beckenboden-Yoga dazu und du kannst sogar alle Übungen mit freiem Tönen ausführen. Sowohl der Mund, der Kiefer als auch der Kehlkopf sind mit dem Beckenboden verbunden. Im Folgenden findest du ein paar Übungen, mit denen du experimentieren kannst, um die Zusammenhänge selbst zu erfahren.

Stimmübungen für den Beckenboden

- Summe in den Beckenboden hinein. Summen löst Blockaden im Wurzelchakra und wirkt regenerierend auf das ganze Energiesystem. Es ist eine wunderbar heilsame und tiefgehende Erfahrung, ca. 10 Minuten lang im liegenden Schmetterling (Supta Baddha Konasana mit unterlagerten Knien) in den Beckenboden hineinzusummen.
- Töne im aufrechten Sitz den Vokal „U" in den Beckenboden hinein. U aktiviert die innere Beckenbodenschicht an sich, aber auch das Wurzelchakra.

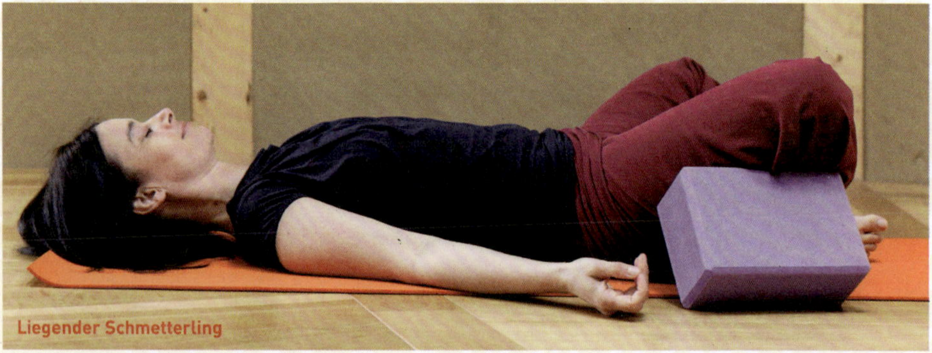
Liegender Schmetterling

- Töne im aufrechten Sitz den Vokal „A“ in den Beckenboden hinein und lass dabei Kehlkopf und Kiefer nach unten sinken. Der Kehlkopf bewegt sich beim Tönen zwar nach oben, aber denke ihn dir nach unten zum Beckenboden. Das A entspannt den Beckenboden und ist generell ein regenerierender und heilsamer Laut, der auch dein Herzchakra öffnet.
- Töne den heilsamen Urklang OM oder AUM in den Beckenboden und beobachte, was dabei geschieht. Am schönsten ist ein OM-Klangteppich mit mehreren Menschen gemeinsam.

Beckenboden-Lebendigkeit

Atmen ist Leben und Leben ist Rhythmus. Lebendig sein bedeutet, mit dem Leben und seinen rhythmischen Zyklen zu fließen, in jedem Moment wieder neu zu sein und sich nicht starr dem Leben entgegenzustellen – denn das führt zu Blockierungen und Verspannungen. Der Beckenboden besitzt im Grunde eine wunderbare Flexibilität und Dynamik. Er bewegt sich rhythmisch, pulsiert und passt sich verschiedenen Zyklen an. Bei einem ganzheitlichen Beckenbodentraining geht es darum, mit den Zyklen des Lebens zu gehen und diese Lebendigkeit des Beckenbodens zu unterstützen beziehungsweise wiederherzustellen. Der natürliche Beckenbodentonus ist nicht starr, sondern variabel. Bei Frauen ist er zum Beispiel zu Beginn des Menstruationszyklus fester und zum Ende hin schwächer, das ist ganz natürlich.

Kommuniziere mit deinem Beckenboden. Achte und ehre seine Zyklen, aber gib ihm trotzdem sanfte Impulse, um ihn stärker zu aktivieren, wenn es stimmig ist. Dazu braucht es Achtsamkeit in der Aktion und ein bewusstes Lenken der Energie in die Richtung, die wir uns wünschen.

Menstruation

Die Menstruation ist eine machtvolle Zeit der Reinigung und des Loslassens – auch für den Beckenboden. In dieser Zeit sollte er gar nicht trainiert werden, damit sowohl das Blut als auch angestaute Energien abfließen können. Entspanne dich so viel wie möglich, gib dich hin und erlebe den Reinigungsprozess, der dich mit der ganzen „Frauheit", der weiblichen Schöpfungsenergie Shakti verbindet. Zuweilen mag diese Kraft dir sogar beängstigend erscheinen – Weiblichkeit ist Shakti, und Shakti ist die Kraft der Natur, mal von unbegreiflicher Schönheit und mal unbändig wie die Naturgewalten.

Sexualität

Yoga stärkt generell das Körperbewusstsein und die Sinnlichkeit, und viele Menschen berichten von besserem Sex, seit sie regelmäßig Yoga praktizieren. Andersherum wirkt sich auch eine lebendige Sexualität sehr wohltuend auf den Beckenboden aus. Der ganze Beckenbereich wird mobilisiert und entspannt.

Unsere Sexualität wird stark durch den Energiefluss in den beiden unteren Chakren beeinflusst, die dicht beieinander liegen und eng mit dem Beckenboden verwoben sind. Chakren sind Energiezentren, die wir uns im nachfolgenden Kapitel genauer anschauen. Vor allem das zweite Chakra, welches oft Sexualchakra genannt wird, ist für ein erfülltes Liebesleben zuständig. Aber je geöffneter auch alle anderen Chakren sind, desto erfüllter wird unser Sex, desto mehr schwingen wir mit unserer Partnerin oder unserem Partner und verbinden uns in einer Tiefe, die uns in höchste Höhen emporsteigen lassen kann.

Im besten Falle fließt die sexuelle Energie durch den ganzen Körper, bis in die Füße, in die Hände und durch den Zentralkanal in den Kopf. Jede Zelle des Körpers wird in eine lustvolle und heilsame Vibration versetzt. Der Orgasmus, der vom Beckenboden ausgehend den ganzen Körper miteinbeziehen kann, entlädt diese Energie und befreit uns von Spannungen. Die Orgasmusfähigkeit sowie die Intensität des Orgasmus lassen sich durch einen lebendigen, trainierten Beckenboden vergrößern – letztendlich sind es aber nicht die körperlichen Vorgänge, die die Erfüllung ausmachen, sondern die seelisch-energetisch-körperliche Verbindung.

Die körperlich-energetischen Komponenten kannst du am besten mit dir alleine erforschen. Experimentiere dafür mit der Anspannung des Beckenbodens (so macht Beckenbodentraining Spaß!) und übe, die sexuelle Energie durch die Wirbelsäule nach oben zu leiten. In der intimen Begegnung mit einer Partnerin oder einem Partner ist es wichtiger, einfach zu fließen und zu genießen, zu vertrauen, tiefe Intimität zuzulassen und in den heiligen und heilenden Raum der Liebe einzutreten. Dann verschmilzt jede Berührung, jede Wahrnehmung zu einem Sinnes-Rausch und Tanz mit der Partnerin oder dem Partner und dem Atem. Es ist wie Meditation: Man denkt nicht mehr, man ist Körper, Atem, Sein, Liebe.

Diese göttliche Erfahrung erfordert eine große Achtung und Hingabe an die Partnerin oder den Partner und an alle Gefühle, ein liebevolles Wahrnehmen der wahren Bedürfnisse und Respekt vor den Grenzen. Dabei etwas zu üben oder eine Technik zu befolgen, möchte ich gar nicht empfehlen, da es dich zu sehr in den Kopf bringen und dich der tiefen Erfahrung berauben könnte. Trotzdem kannst du durch das Spiel von Entspannung und Kontraktion des Beckenbodens große Entdeckungen machen, und Männer können so ihren Samenerguss kontrollieren. Dieses Experimentieren darf sich quasi von innen heraus ergeben.

Für wirklich erfüllenden Sex musst du mehr „sein" als „tun". Wenn wir uns dem Moment bedingungslos hingeben und uns auf unsere Partnerin oder unseren Partner wirklich einlassen, geschieht alles von selbst. Je mehr wir dabei etwas erreichen wollen, zum Beispiel den eigenen Orgasmus bzw. den unserer Partnerin oder unseres Partners, desto weniger tief erleben wir die sexuelle Erfahrung (es sei denn, der Mann möchte seinen Samenerguss hinauszögern, denn dadurch wird natürlich eine längere und eventuell tiefere sexuelle Erfahrung ermöglicht).

Mehr Bewusstsein für den Beckenboden kann eine freudvolle Lebenslust freisetzen, die wir nicht auf den Sex reduzieren müssen und auch nicht unterdrücken sollten. Die Sexualkraft ist ein Teil der Kundalini-Energie, die aus dem Wurzelchakra aufsteigt, um auf dem Weg zum Kronenchakra unser Bewusstsein zu erhöhen (siehe nächstes Kapitel).

Praxis-Tipp: **Du willst unbedingt trotzdem einen praktischen Sex-Tipp?**

Na gut, hier ist einer (zumindest für Frauen): Eine Möglichkeit, den Energiefluss während der körperlichen Liebe zu erhöhen und zum Orgasmus zu kommen, ist, aus der Entspannung und Weite heraus mit der Schwellkörpermuskulatur die Klitoris zur Vagina zu ziehen und von dort aus den Beckenboden immer mehr zu kontrahieren und die Energie durch die Wirbelsäule nach oben in den Kopf zu leiten. Am besten machst du das im Atemrhythmus – mit jeder Einatmung lässt du den Beckenboden vollkommen los und spannst ihn mit der Ausatmung immer kräftiger an –, während die Energie weiter nach oben steigt.

Feinstoffliche Körper und Chakren

Das, was uns als menschliche Wesen ausmacht, ist viel mehr als nur dieser physische Körper, den wir anfassen und mit dem wir so wunderbare Dinge machen können. Die feinstofflichen Körper und Energiebahnen sind für unsere Augen nicht sichtbar, aber mit einer ganz feinen Wahrnehmung können wir sie subtil erspüren. In den altindischen Upanishaden werden fünf Körper beziehungsweise Hüllen (Pancha Kosha) beschrieben, von denen unser wahres Selbst umgeben ist. Sie reichen von der Ebene der Glückseligkeit jenseits aller Stofflichkeit über die feinstofflichen Ebenen der Intuition, des Mentalen und der Energie bis hin zu unserem physischen Körper. Die feineren Körper durchdringen und umgeben die gröberen und sind mit diesen verbunden, so beeinflussen sie sich gegenseitig. Die unzähligen (es heißt 72.000!) Energiekanäle, die die Energie in unseren feinstofflichen wie auch im grobstofflichen Körper verteilen, werden im Yoga Nadis genannt.

Die vielfältigen Hatha-Yoga-Praktiken sind im Grunde dazu da, die Nadis zu reinigen und von Blockaden zu befreien. Je freier der Fluss in den Nadis ist, desto subtiler werden unsere Wahrnehmungen und Erfahrungen und desto befreiter fühlen wir uns. Wir fließen dann mit dem Lebensfluss.

Unser grobstofflicher Körper ist mit unseren feinstofflichen Körpern verwoben, alle wirken zusammen und sich gegenseitig aufeinander aus. Wenn wir lernen, ganz fein in den Beckenboden hineinzuspüren und ihn wirklich zu entspannen und auch sanft zu aktivieren, wird er dabei immer lebendiger und findet in seinen natürlichen, lebendigen Tonus. Dann können wir immer besser die subtilen Energien wahrnehmen, die über unseren physischen Körper hinausgehen. Die Voraussetzung dafür ist ein entspanntes Üben und Wahrnehmen.

Mit der Lebendigkeit des Beckenbodens verstärken wir den Energiefluss in unserem Zentralkanal, der durch die Wirbelsäule vom Steißbein bis zum Scheitel und darüber hinaus verläuft. In Yoga-Sprache ausgedrückt sagen wir: Die Kundalini-Shakti steigt vom Wurzelchakra (Muladhara Chakra) den Haupt-Energiekanal Sushumna-Nadi empor, bis zum Kronenchakra (Sahasrara Chakra), wo wir Erleuchtung (Samadhi) erlangen. In diesem Energiekanal, der uns mit Himmel und Erde verbindet, befinden sich die „Wurzeln" unserer sieben Haupt-Energiezentren, der Chakren.

Chakren sind Energiewirbel in unserem feinstofflichen Körper, die einen direkten Bezug zu unserem emotionalen, geistigen und körperlichen Befinden haben. In den einzelnen Chakren kann die Energie mehr oder weniger blockiert sein, sodass unsere Entwicklung und unser Befinden davon beeinträchtigt werden. Wenn wir unsere Chakren befreien, öffnen und stärken, finden wir zu mehr Ganzheit, Harmonie und Heilung.

Dabei ist es überaus wichtig, mit dem Wurzelchakra, das uns nach unten gerichtet mit der Erde verbindet, zu beginnen, um die psychische Stabilität zu gewährleisten. Es bildet die Basis, denn nur fest verwurzelt können wir uns in die höchsten Höhen schwingen. Dann können wir auch die anderen Chakren öffnen, die sich am Kreuzbein (Sakralchakra), am Übergang von Lendenwirbelsäule und Brustwirbelsäule (Nabel- oder Solarplexuschakra), zwischen den Schulterblättern (Herzchakra), am Kehlkopf (Halschakra) und in der Mitte des Kopfes etwas über Augenbrauenhöhe (Stirnchakra) nach vorne öffnen. Den Gegenpol zum Wurzelchakra bildet das Kronenchakra, welches sich am Scheitel nach oben Richtung Himmel öffnet und das Komplementärchakra zum ersten Chakra darstellt. Blockaden in den einzelnen Chakren können wir sehr gut durch Entspannung und Wahrnehmung der jeweiligen körperlichen Bereiche lösen.

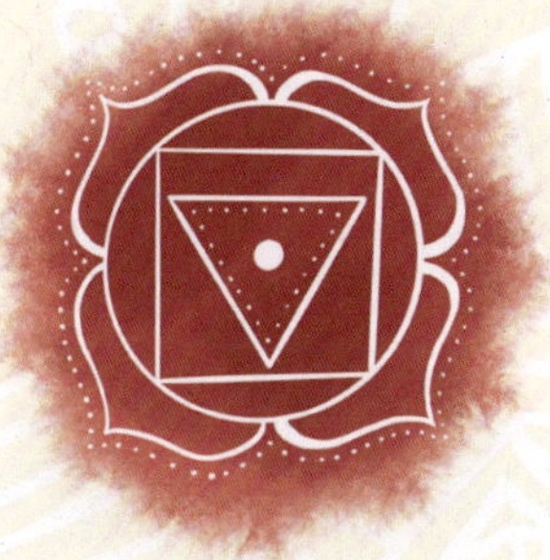

Das Wurzelchakra

Das Wurzel- oder auch Basischakra heißt auf Sanskrit „Muladhara“, was übersetzt „Platz der Wurzel“ bedeutet.

Dieses unterste Energiezentrum verwurzelt uns im Leben, schenkt uns Urvertrauen und Stabilität und gibt uns damit ein Gefühl von Sicherheit. Es öffnet sich am Damm (zwischen Anus und Genitalien), also genau am Kreuzungspunkt aller Beckenbodenschichten, in Richtung Erde und steht im lebendigen Austausch mit der Erdenergie. Es ist im Steißbein verankert und leitet die Energie durch den Zentralkanal in die Wirbelsäule. Dieses erste Chakra steht im engsten Kontakt zur Materie, schwingt auf der dichtesten Ebene und ihm wird die Farbe mit der längsten Wellenlänge zugeordnet: ein tiefes, dunkles Rot.

Thematisch zugeordnet werden dem Wurzelchakra in erster Linie die Erfüllung unserer Grundbedürfnisse wie Nahrung, Obdach, Gesundheit, Sicherheit, Körperlichkeit, Sexualität, materieller Wohlstand, Geborgenheit in der Familie und Stabilität. Ein gut funktionierendes Wurzelchakra gibt uns die Basis, um unser Leben voll auszukosten. Darüber hinaus verbindet es uns mit der Natur und der ganzen Erde und beschenkt uns mit einem ungetrübten Vertrauen in das Leben.

Themen des Wurzelchakras

Erdung

Das Wurzelchakra ist dem Element Erde zugeordnet und somit ist Erdung auch das zentrale Thema des Wurzelchakras. Durch die Erfüllung der zuvor genannten Grundbedürfnisse bilden sich innere Stabilität und die Fähigkeit, sich in der materiellen Welt gut zurechtzufinden und sich zu verwirklichen. Ein gut geerdetes Leben bedient sich des gesunden Menschenverstandes und basiert auf Vertrauen und Verbindung anstatt auf Ängsten und Abtrennung. Wir brauchen ein gut funktionierendes Wurzelchakra, um unsere Visionen auf die Erde zu bringen und uns in diesem Leben zu verwirklichen. Gleichzeitig erden wir uns und stärken dieses Chakra, indem wir die Visionen nicht nur als Traumgespinste in unseren Gedanken belassen, sondern sie handfest manifestieren und dabei auch die Hürden nehmen.

Im Alltag oder bei besonderen Ereignissen werden wir immer wieder aus der Erdung herausgeworfen und daher sollten wir uns immer wieder bewusst erden, zum Beispiel mit Beckenboden-Yoga, denn eine intensive Erdung geschieht über das Hineinentspannen in den Beckenboden. Je entspannter der Beckenboden dabei wird, desto mehr verbinden wir uns mit der Erde. Wir erden uns aber auch durch ein bewusstes Aussteigen aus dem Kopfkarussell und Hineinspüren in die Füße, durch Präsenz und Auseinandersetzung mit den materiellen Gegebenheiten unseres Alltags ohne Widerstand, durch den Kontakt mit der Natur und durch jede bewusste Erfahrung mit dem Element Erde.

Erdung bringt uns in eine gute innere Verwurzelung und Stabilität, sodass wir klar zu uns selbst stehen und zentriert bleiben, ohne uns schnell verunsichern oder aus unserer Mitte werfen zu lassen. Das lässt uns selbstverantwortlich handeln und weniger anfällig für die Manipulierung durch andere Menschen oder Glaubenssysteme werden. Wir brauchen einen gewissen Grad an Erdung, um uns ein sicheres Heim auf Erden zu schaffen, für uns selbst, unsere Familie und unser finanzielles Auskommen zu sorgen und auch um uns in unserem Körper wohlzufühlen. Das Wurzelchakra ist wie ein Toröffner in diese Welt und hilft uns, fest mit beiden Füßen auf dem Boden zu stehen, und zwar nicht nur sinnbildhaft. Denn auch über die Füße mit ihren Fußchakren, die Nebenchakren des Wurzelchakras sind, verwurzeln wir uns energetisch in der Erde und können dadurch Energie aufnehmen und abgeben.

Erdung bedeutet auch, dass wir in einer innigen Beziehung zur Erde und so gut wie möglich im Einklang mit ihr leben. Die Ursache vieler Probleme, zum Beispiel des Klimawandels, ist unsere Abtrennung von der Natur. Die Beziehung zur „großen Mutter" Erde wirkt sich ebenso auf das Wurzelchakra aus wie die Beziehung zur leiblichen Mutter. Es kann für uns sehr heilsam sein, wenn wir die Erde als Energiewesen betrachten, das wie eine Mutter wirkt und uns mit allem versorgt, was wir brauchen (zum Beispiel Essen, Wasser, Sauerstoff und Prana, andere Lebewesen, Materialien für ein Heim, Kleidung). Wenn unsere leibliche Mutter uns nicht alles geben konnte, was wir brauchten, können wir uns bildhaft von der mütterlichen Energie der Erde auffüllen lassen. Wenn uns diese Idee zu abstrus erscheint, können wir die Heilkraft der Erde auch auf ganz materialistische Weise nutzen. Durch Hautkontakt mit der Erde laden wir unseren Körper mit den uns jederzeit kostenlos zur Verfügung stehenden negativen Elektronen auf, die freie Radikale neutralisieren und helfen, das Stresshormon Cortisol abzubauen. Freie Radikale fügen unserem Körper auf vielfältige Weise Schaden zu ebenso wie ein stressbedingt erhöhter Cortisolspiegel. Mutter Erde sorgt für uns auf vielfältige Weise, ob wir sie nun als Mutter betrachten wollen oder als rein materiellen Planeten im All. So oder so ist sie eingebunden in viele größere und kleinere Systeme.

Mit guter Erdung finden wir in ein ungetrübtes Urvertrauen ins Leben. Wir erkennen, dass die Erde ein Ort der unbeschreiblichen Fülle und Schönheit ist. Von Natur aus ist alles im Überfluss vorhanden und fast jeder Mangel ist menschengemacht.

Lebenskraft

Unsere Lebenskraft und unseren Lebenswillen finden wir durch das Wurzelchakra, das unser Tor zur Urkraft ist. Durch die tiefe Verwurzelung in dieser Erdkraft beziehungsweise ihr Empfangen finden wir zu einer inneren Stärke, die uns hilft, zentriert zu bleiben und unser Leben „voll" zu nehmen, ohne uns von den äußeren Umständen hin- und herwerfen zu lassen. Wenn diese Lebenskraft frei durch unseren Körper fließen kann, spüren wir das durch eine unbändige Kraft in uns, die uns mit Freude und Schaffenskraft erfüllt. Ein aktives Wurzelchakra hilft uns, die Schönheit des Lebens zu erkennen und all seine Geschenke anzunehmen. Durch Dankbarkeit verschönern wir wiederum selbst die Welt, in der wir wirken. Unsere Lebenskraft wird auch als Shakti bezeichnet, die in der tantrischen Sichtweise den Gegenpart zum ruhenden

Bewusstsein Shiva darstellt. So ist die Lebenskraft eine durch und durch weibliche, schöpferische und kreative Energie.

Durch das Wurzelchakra empfangen wir auch den Kraftstrom unserer Herkunftsfamilie und unserer Ahnenlinie, die immer hinter uns steht. Manchmal können traumatische Erlebnisse in der Familie diesen unterstützenden Energiefluss behindern.

Kundalini

Als Kundalini-Shakti bezeichnen die Yogis unser volles Energiepotenzial, das im Wurzelchakra „schläft". Symbolisiert wird es durch eine zusammengerollte Schlange, die an der Basis unserer Wirbelsäule ruht. Dieser schlafende Zustand beschreibt unser nicht-erwachtes Bewusstsein. Wenn wir Yoga praktizieren, entwickelt sich unsere Bewusstseinsenergie, die Kundalini erwacht und sucht sich ihren Weg nach oben durch unseren Zentralkanal Sushumna, wobei sie auch die Chakren durchläuft. In der Regel ist das Erwachen unseres Bewusstseins ein langsamer, subtiler Prozess. Wenn wir Nadis, Beckenboden und Wirbelsäule von Blockierungen befreien und die durchströmende Energie durch die sanfte Beckenbodenkontraktion Mula Bandha verstärken, kann ein erhöhter Energiefluss im Zentralkanal gemessen werden, der sogar ungenutzte Hirnareale aktiviert. Dies ist der physische Ausdruck der sagenumwobenen Kundalini-Energie.

Körperbewusstsein

Der Körper ist der Tempel der Seele. Ein höheres Bewusstsein ist in uns selbst und in jeder Zelle unseres Körpers allgegenwärtig. Wir sind sozusagen Gott. Krankheiten sind oft ein Zeichen dafür, dass wir nicht mit unserem Körper im Einklang leben und dadurch unser Wurzelchakra schwächen. Dann gilt es besonders, dem Körper zu lauschen und herauszufinden, was wir brauchen. Der Körper kennt die richtigen Antworten auf unsere Fragen, bevor sie in unser Bewusstsein gelangen und dann meistens durch den Verstand verändert werden.

Es kann uns große Freude bereiten, unseren Körper geistig zu durchdringen, ihn so detailliert wie möglich wahrzunehmen und mit jeder kleinsten Aktion in die Tiefe zu gehen. Es gibt immer etwas Neues zu entdecken! Tanzen, Hatha-Yoga, Körperarbeit und körperliche Liebe stärken unsere Körperwahrnehmung auf sehr wohltuende Art. Wenn wir dabei sehr bewusst sind, können wir durch unseren Körper in einen meditativen und glückseligen Bewusstseinszustand finden. Dann holen wir sozusagen den Himmel auf die Erde, indem wir den polaren Energiefluss von Kronenchakra (= Bewusstsein) und Wurzelchakra (= Körper) vereinen.

Leben im Hier und Jetzt

Ein offenes Wurzelchakra ist nötig, um voll und ganz da zu sein. Es gibt uns die innere Stärke, die wir brauchen, um uns dem Leben in all unserer Verletzlichkeit hinzugeben. Den gegenwärtigen Augenblick mit all seinen körperlichen Empfindungen und Gefühlsregungen radikal anzunehmen, bildet den Nährboden, auf dem wir wunderbar wachsen und uns entfalten können. Dann kommen wir in die volle Präsenz mit der ganzen Lebendigkeit, die uns das Leben bietet. Wollen wir dem gegenwärtigen Moment entfliehen und uns schützen, sind wir im Widerstand und flüchten geistig in die Vergangenheit oder in die Zukunft. Dadurch kommen wir weder in der materiellen Wirklichkeit noch bei uns selbst an. Achtsamkeitsmeditationen helfen sehr gut, präsent zu werden und Klarheit im Jetzt zu finden. Eine geführte Meditationsanleitung erhältst du als Geschenk bei der Anmeldung zu meinem Newsletter auf der Internetseite om-site.com.

Ein starkes Wurzelchakra hilft uns, in den Moment hineinzuentspannen. Es gründet uns in einem Urvertrauen, mit dem wir komplett loslassen können. Wir wissen dann, dass alles okay ist wie es ist, dass für uns gesorgt ist und wir nicht etwas erreichen oder werden müssen, weil wir einfach schon gut genug sind, wie wir sind. Wir sind frei, um unser Leben im Hier und Jetzt so zu gestalten, wie es für uns stimmig ist.

Das Leben spielt sich immer nur in diesem Moment ab und du hast jederzeit die Möglichkeit, die Liebe und Erfüllung in dir selbst zu finden, da sie immer schon in dir ist. Hier und Jetzt ist alles enthalten, was du brauchst, um die Vergangenheit zu heilen, die diese Liebe deckelt, und eine Zukunft zu erschaffen, die dich im Herzen erfüllt. Dafür ist es notwendig, dass du deine Gedanken aus der Vergangenheit oder Zukunft immer wieder zurückholst und dich auf das Fühlen und Spüren im Hier und Jetzt ausrichtest. Wenn wir ungeerdet sind, fällt es uns besonders schwer, im gegenwärtigen Moment präsent zu sein und das Denken in den Hintergrund treten zu lassen. Die Gefahr ist dann größer, dass wir uns in einer Art Gedanken-Nebel verirren und nicht loslassen können. Eine spirituelle Erdung, durch die wir Himmel und Erde miteinander verbinden, beschenkt uns mit entspannten und klaren Gedanken, die uns auf dem Weg des Herzens unterstützen, anstatt uns zu behindern.

Urvertrauen

Das Urvertrauen, das sich in einem starken Wurzelchakra zeigt, beinhaltet bedingungsloses Vertrauen in den Fluss des Lebens und seine einzigartige Vollkommenheit. Wir dürfen unsere persönliche Meinung, wie das Leben zu sein hat, loslassen, denn letztendlich hat das Leben immer Recht. Wir haben nicht den großen Überblick, um darüber urteilen zu können. Erst wenn wir uns dem Leben nicht mehr entgegenstellen, indem wir es gerne anders hätten, können wir seine unglaubliche Perfektion erkennen. Wir erlangen eine innere Sicherheit, wenn wir uns nicht mehr an äußeren Sicherheiten festhalten. Das bedeutet nicht, dass wir nicht für unsere äußere Sicherheit sorgen sollten. Im Gegenteil, ein starkes Wurzelchakra und ein kraftvoller Beckenboden geben uns ein wunderbares Sicherheitsgefühl und lassen uns so handeln, dass wir genau das Richtige tun, um uns eine sichere Basis zu schaffen. Aber ein tiefes Urvertrauen hilft uns, dass wir uns nicht von den äußeren Umständen abhängig machen, sondern vielmehr die Annehmlichkeiten genießen, anstatt verkrampft an ihnen festzuhalten. Das Einzige, was sicher ist im Leben, ist der Tod. Alles andere ist einer ständigen Wandlung unterworfen, nichts bleibt wie es war. Deswegen haben wir keine andere Wahl, als dem Leben zu vertrauen, wenn wir glücklich sein möchten.

Sorgen und Ängste sind ein Zeichen von mangelndem Urvertrauen. Sie haben meistens weniger mit der Realität zu tun, sondern finden vor allem in unserem Kopf statt. Dadurch verbauen wir uns sehr oft das Finden von Lösungen, die wir mit einem offenen Geist schneller erkennen würden. Manchmal braucht es nur einen Perspektivwechsel und Vertrauen. Allen, denen es an Urvertrauen mangelt, möchte ich meinen Onlinekurs „Mit Beckenboden-Yoga zu mehr Urvertrauen" ans Herz legen, bei dem ihr einerseits an der Entspannung und Kräftigung des Beckenbodens arbeiten und andererseits durch tägliche Inspirationen euer Urvertrauen stärken könnt.

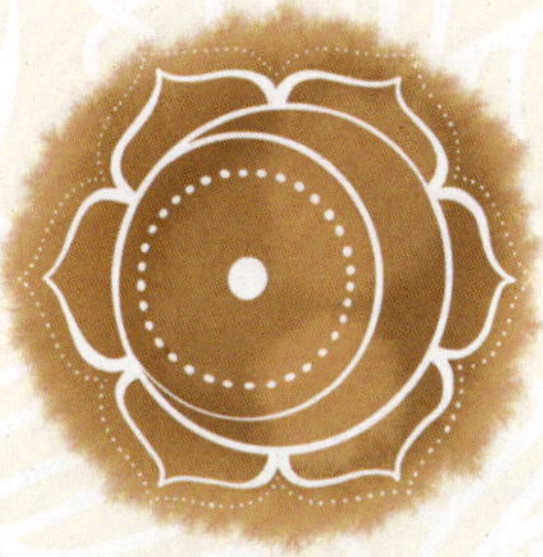

Das Sakralchakra

Das zweite Chakra ist das orangeleuchtende Sakralchakra, das sich am Kreuzbein befindet und sich nach vorne öffnet. Beckenboden-Yoga regt auch dieses Chakra an, da wir viel mit Hüftöffnern, Faszien und Flows arbeiten und es ganz nah beim Beckenboden lokalisiert ist. Deswegen möchte ich es zusätzlich zum Wurzelchakra kurz vorstellen. Das Sakralchakra steht in einer Wechselbeziehung mit dem gesamten Hüft-, Becken- und Lendenbereich, mit der Sexualität, der Kreativität und dem Gefühlsleben. Es ist unter anderem zuständig für Entspannung und Beweglichkeit im Allgemeinen und ganz besonders im Hüftbereich. Auf Sanskrit heißt dieses Chakra „Svadhisthana", was übersetzt „der eigene süße Wohnsitz" heißt.

Themen des Sakralchakras

Wasser und Mond

Wasser ist das Element dieses Chakras. Wenn Wasser auf Erde trifft, führt dies zu Fruchtbarkeit und Wachstum von allem, was im Samen angelegt ist. Die Säfte beginnen zu fließen und das ganze Potenzial der Schöpferkraft beginnt, sich voller Kreativität in seiner Einzigartigkeit zu entwickeln und seine Schönheit zu entfalten. Das Symbol des Sakralchakras ist der Halbmond. Der Mond wirkt bekanntlich auf das Wasser und ist ein Symbol für Weiblichkeit und Intuition. Psychologisch steht er für die Tiefen des Unterbewusstseins und den Bereich der tiefsten und intimsten Gefühle.

Begegnung, Berührung und Sexualität

Durch das Sakralchakra gehen wir in den Kontakt mit anderen Menschen, hier begegnen wir dem „Du", um zu einem „Wir" zu finden. Es geht um Berühren und Berührenlassen auf allen Ebenen und auch um die Wahrnehmung von Grenzen bis hin zur Erfahrung der Grenzenlosigkeit.

Sexualität ist den beiden unteren Chakren zugeordnet, entfaltet sich aber in der Tiefe durch dieses Chakra, das auch als Sexualchakra bezeichnet wird. Wir blockieren dieses Energiezentrum, wenn wir die erotische Anziehung verteufeln oder sie für egoistische Zwecke missbrauchen. Wenn wir eine Partnerin oder einen Partner haben, mit dem wir in bedingungsloser Liebe und vollem Vertrauen die ganzen Dimensionen der Intimität und Sexualität erfahren und dadurch auch Heilung von alten Verletzungen geschehen darf, können wir uns sehr glücklich schätzen. Ein offenes und starkes Sakralchakra hilft uns, dieser Partnerin oder diesen Partner zu finden.

Gefühle fließen lassen

Wenn das zweite Chakra harmonisch arbeitet, fließen wir entspannt mit dem Leben, mit allen Gefühlen und Genüssen, die das Leben bietet. Wenn Gefühle verdrängt werden oder wir gar die Dinge, die (meistens scheinbar) unser Leben „versüßen", als Suchtmittel missbrauchen, schwächen wir dieses Chakra. Durch Unterdrückung der negativen Gefühle können wir die positiven Gefühle ebenso nicht mehr vollständig fühlen. Die Bewertung von „guten" Gefühlen, die gewollt sind, und „schlechten" Gefühlen, mit denen wir nichts zu tun haben wollen, führt zu einer Abstumpfung und das Leben wird immer fader.

Schuld und Vergebung

In diesem Chakra halten wir unerlöste Gefühle, wie zum Beispiel Angst und Schuld, fest. Uns selbst (!) und anderen zu vergeben und dabei Ja zu all unseren Gefühlen zu sagen, führt zur Befreiung. Dafür ist es sehr hilfreich, sich bewusst zu machen, dass jeder Mensch auf einer höheren Ebene lichtvoll und gut ist. Unterscheide zwischen dem Menschen und seinen Verhaltensmustern. Du kannst ihn (oder dich selbst) dir vielleicht als unschuldiges Baby vorstellen, bevor ihn (dich) Schmerzerfahrungen und Lebensumstände zu dem gemacht haben, was er (du) jetzt zu sein scheint (scheinst). Verlasse die Opferhaltung, die dich fesselt, und gehe über das „Opfer-Täter-Denken" hinaus. Dennoch darfst du natürlich all die Wut und den Schmerz fühlen und beobachten, aber du brauchst nicht mehr darin zu versinken.

Kreativität

Die Lebensenergie durch uns hindurchfließen zu lassen bedeutet auch, kreativ zu sein. Das Sakralchakra unterstützt uns, das, was sich bewegen oder ausdrücken möchte, zuzulassen. Das kann konkret durch die Erschaffung oder Darstellung von Kunst geschehen oder auch dadurch, das Leben selbst zu einer Kunstform werden zu lassen. Herausforderungen zwingen uns manchmal geradezu dazu, kreative Lösungen zu finden und dadurch auch ganz Neues zu erschaffen. Wir haben immer die Wahl, entweder in der Resignation zu erstarren oder neue Wege zu finden, das Leben fließen zu lassen. Manchmal laufen wir gerade durch die Hindernisse zur Höchstform auf. Künstlerische Aktivitäten helfen uns, blockierte Energien (besonders im Sakralchakra) zu befreien und auch den zunächst unsichtbaren Dimensionen des Lebens und des Geistes Ausdruck zu verleihen. Ein kreativer Geist ist frei und weit, er findet das vollkommen Neue, weil er sich nicht am Altbekannten festhält.

Lebensfreude

Ein aktives Sakralchakra hält die pure Lebensfreude für uns bereit. Du darfst dir dein Leben so gut wie möglich gestalten, voller Fülle und Freude. Trete aus deiner Komfortzone heraus, gehe lustvoll Risiken ein, mache Fehler, um zu wachsen, und tu, was dir Spaß macht. Dann wird das alte, destruktive Bewusstsein abnehmen, das dein Sakralchakra blockiert, und das neue Bewusstsein von Schönheit und Liebe kann erblühen. Genieße dein Leben!

Übersicht 1. und 2. Chakra

Sanskritbezeichnung	Muladhara Chakra	Svadhisthana Chakra
Deutsche Übersetzung	Platz der Wurzel	Der eigene süße Wohnsitz
Deutsche Bezeichnung	Wurzelchakra, Basischakra	Sakralchakra, Sexualchakra
Lage	Damm/Perineum, Beckenboden, Steißbein	Kreuzbein, eine Handbreit unter dem Bauchnabel
Farbe	Rot	Orange
Körperliche Zuordnung	Beckenboden, Füße, Beine, Knochen/ Skelett, Zähne	Unterbauch, Kreuzbeinbereich, unterer Rücken, Hüften, Geschlechtsorgane, Nieren, Blase, Gebärmutter, alles Flüssige: Blut, Urin, Speichel, Lymphe, Verdauungssäfte
Bija-Mantra (Keimsilbe)	LAM	VAM
Element	Erde	Wasser
Symbol	Viereck, vierblättrige Lotusblüte	Halbmond, sechsblättrige Lotusblüte
Sinn	Riechen	Schmecken
Drüse	Nebennieren	Keimdrüsen
Alter der Prägung	In den ersten sieben Lebensjahren, insbesondere im 1. Lebensjahr	8. bis 14. Lebensjahr, insbesondere 9. sowie 2. Lebensjahr (2. Jahr des ersten 7-Jahre-Zyklus)

Sanskritbezeichnung	*Muladhara Chakra*	*Svadhisthana Chakra*
Themen	· Urvertrauen · Überleben · Sicherheit · Stabilität · Nahrung, genährt werden · Familie · Geborgenheit · Körper · Sexualität · Gesundheit · materieller Wohlstand · Natur · Materie · Kraft · innere Stärke · Lebenswille · Präsenz	· Lebensfreude · Genuss · Flexibilität · Emotionen · Empathie · Kreativität · Fruchtbarkeit · Selbstbewusstsein, sich spüren · Beziehungen · Intimität · Sinnlichkeit, Erotik · Hingabe · Wachstum, Entwicklung · Anziehungskraft · Bedürfnisse, Grenzen · Vergebung · Risikofreudigkeit
Hinweise auf disharmonische Funktion	· Beckenbodenbeschwerden und verkrampfter Beckenboden · Krankheiten (besonders im Becken-, Bein- und Fußbereich) · Hämorrhoiden · Kniebeschwerden · Unruhe, Nervosität · Kraftlosigkeit · Existenzängste · finanzieller Mangel · Ablehnung des eigenen Körpers · Stolpern, Unfälle · „abgehoben sein"	· geistige Starrheit · körperliche Steifheit · unterdrückte Gefühle · Angst vor Kontrollverlust · Süchte · Impotenz, Frigidität · Sexsucht, Triebhaftigkeit · Schuld, Scham · übermäßige Strenge · Eifersucht · Opferhaltung · Menstruationsbeschwerden · soziale Isolation

Sanskritbezeichnung	*Muladhara Chakra*	*Svadhisthana Chakra*
Hinweise auf disharmonische Funktion	· fehlende Umsetzung von Gedanken und Wünschen (Dinge nicht auf die Erde bringen)	· Depression · Probleme mit den entsprechenden körperlichen Bereichen · Gelenkerkrankungen
Heilsteine	· Rubin · Jaspis · Granat · Hämatit	· Karneol · Koralle · Mondstein · Feueropal
Düfte	· Zedernholz	· Sandelholz · Ylang Ylang
Naturerfahrung	· Kontakt mit der Natur und der Erde · Barfuß-Spaziergang · Waldspaziergang · An einem Baum sitzen/stehen · Auf der Erde liegen	· Klares Wasser (Meer, Seen, Flüsse, Bäche, Wasserfälle) · Mondlicht, Mondscheinspaziergang · Schwimmen (im Meer oder See)
Nahrung	· Gemüse, das in der Erde wächst · Fleisch (Fleisch essen ist in der Regel trotzdem nicht sinnvoll!) · Proteine	· Wasser · Flüssiges, z. B. Suppe, Smoothies · Orangefarbenes wie Kürbis
Musik	· Trommeln · Treibende und rhythmusbetonte Musik	· Fließende Musik · Lebensfreude betonende Musik
Vokale	· U	· O
Ton	· C	· D
Komplementär-chakra	· Kronenchakra/Sahasrara Chakra	· Stirnchakra/Ajna Chakra

Sanskritbezeichnung	*Muladhara Chakra*	*Svadhisthana Chakra*
Yoga	· Beckenboden-Yoga · Standhaltungen · Meru Asana, Adho Mukha Svanasana · Ashvini Mudra · Mula Bandha (Wurzelverschluss) · Vrksasana · Iyengar-Yoga · Meditation	· Beckenboden-Yoga · TriYoga®, Flow-Yoga · Yin-Yoga · Tantra-Yoga · Kriyas, Vinyasas · Hüftöffner · Vorbeugen · Mobilisierung von Gelenken und Wirbelsäule
Stärkung des Chakras	· meditieren auf den Damm, Entspannung im Beckenboden · Hatha-Yoga, Körperarbeit · Gartenarbeit · töpfern · barfuß laufen · Fußmassagen · trommeln · stampfend tanzen · sich mit der Farbe Rot umgeben · Beckenbodentraining · gehalten werden · vertrauensvolle Sexualität · integrale Spiritualität · Rituale indigener Kulturen (z. B. Schwitzhütten) · Sport · putzen, für Ordnung sorgen · Aura Soma: dunkelroter Pomander	· tanzen, Bauchtanz · Bewegung · Entspannung von Unterbauch, Lendenwirbelsäule und Hüften · malen, kreativ sein · spielen · Sexualität leben · Intimität erleben · mit allen Sinnen genießen · Gefühle zulassen · sich mit der Farbe Orange umgeben · Massagen, besonders Ölmassagen · bewusste Begegnung/Berührung mit Wasser · schwimmen, planschen · mit Delfinen schwimmen · Berührung, Kuscheln · relaxen, Wellness · Bedürfnisse wahrnehmen · täglich Dinge tun, die Spaß machen · Aura Soma: orangener Pomander

Sanskritbezeichnung	*Muladhara Chakra*	*Svadhisthana Chakra*
Schwächung des Chakras	· Stress · Traumata · Missbrauch · Unfälle · Marihuana und andere Drogen · künstliche Nahrungsmittel und Zusatzstoffe, Pestizide · Spiritualität ohne Erdung · Isolation	· wenig trinken · Starrheit · Süchte · wenig Bewegung · feste Konzepte · Stress · zu viel Arbeit · zu wenig Spaß · Kopflastigkeit · verdrängen von Gefühlen · Missbrauch
Affirmation	· Verbunden mit der Erde fühle ich mich sicher, geborgen und genährt.	· Ich fließe voller Freude und Genuss mit dem Leben.

Zum Umgang mit den Audio-Dateien

Die Audio-Anleitungen sind als komplettes, circa einstündiges Übungsprogramm aufgebaut, jeder Track steht aber auch für sich alleine und kann je nach Lust und Zeit ausgewählt werden. Bevor du mit den Aufnahmen übst, mache ein paar der vorbereitenden Übungen, wenigstens das Hüftkreisen. Durch die Hüftöffnung und Entspannung kannst du den Beckenboden besser trainieren.

Anfangs sind es viele Informationen; du kannst dir einzelne Teile herausnehmen und sie erst einmal in Ruhe üben, bis du einen Zugang dazu hast. Nimm dir gerne den Raum, die Audio-Dateien zwischen den einzelnen Übungen anzuhalten und dich frei zu bewegen. Wenn du ein gutes Gespür für die einzelnen Beckenbodenschichten bekommen hast, brauchst du die Tracks 5 bis 7 nicht mehr so oft zu üben.

Wenn du nur rein körperlich trainieren möchtest, beginne einfach mit Track 3 oder 4.

Praxis-Tipp: **Je nach vorhandener Zeit kannst du dir kleine Übungsprogramme zusammenstellen. Bei 20 Minuten Zeitaufwand kannst du zum Beispiel eines dieser beiden Übungsprogramme machen:**

- **Zur Erdung: Track 1 und 8 oder 9**
- **Zur Entspannung und bei Rückenschmerzen: Track 4 und 10**

Kontinuität ist wichtiger als die Menge der Übungen. Es ist besser, dir täglich eine Übung auszuwählen, als nur einmal pro Woche das gesamte Programm zu absolvieren. Du solltest mindestens dreimal pro Woche mit dem Audioprogramm (oder auch ohne, wenn du die Übungen verinnerlicht hast) üben.

Wichtige Hinweise

- Übe entspannt und immer so, dass du dich wohlfühlst!
- Aktiviere den Beckenboden immer nur so viel wie nötig und so wenig wie möglich.
- Lass deinen Atem fließen und achte darauf, dass er nicht ins Stocken gerät.
- Wenn du dich zwischen den Tracks 5 und 8 gerne bewegen möchtest (was zu empfehlen ist), halte die Audio-Dateien zwischendurch an und nimm dir den Raum dafür.
- Für Schwangere: Übe besonders sanft und gehe nicht zu stark in die Anspannung, übe mehr die Entspannung mit leichtem Anheben und Lösen des Beckenbodens. Du solltest nicht zu viel Beckenbodenmuskeln aufbauen, denn sie müssen sich bei der Geburt stark weiten. Natürlich musst du bei allen Übungen deinem Bauch genügend Raum lassen, also zum Beispiel Apanasana mit zur Seite geöffneten Knien üben. Schwangere machen bitte nicht die Apanasana-Variante mit Kräftigung des Cores. Besonders zu empfehlen sind die Übungen Schmetterling und Glückliches Baby.
- Bei starken Rückenproblemen (zum Beispiel nach einem Bandscheibenvorfall), bei starker Beckenbodensenkung sowie in der fortgeschrittenen Schwangerschaft und bis nach der Rückbildung: Komme nur über die Seite und gut abgestützt vom Sitzen zum Liegen und vom Liegen zum Sitzen!

- Bei Erfahrung mit sexuellem Missbrauch solltest du dir therapeutische Unterstützung holen. Die Arbeit mit dem Beckenboden kann für dich sehr heilsam sein, aber du musst da nicht alleine durchgehen.

Nachspüren

Das Nachspüren ist das entspannte und absichtslose Gewahrsein nach den Übungen. Es ist sehr wichtig für die optimale Integration auf physischer, emotionaler und geistiger Ebene.

- **Der Körper speichert die Erfahrung besser ab.**
- **Veränderungen werden bewusst gemacht.**
- **Das meditative Bewusstsein nach der Übung schult die Wahrnehmung.**
- **Heilung kann geschehen, indem wir wahrnehmen, was gesehen werden möchte.**

Hilfsmittel

Das brauchst du zum Üben:

- Eine Unterlage (Matte, Decke oder Teppich)
- Eine Decke für die Tiefenentspannung
- Ein Sitzkissen, einen Hocker oder einen Stuhl
- Wenn vorhanden: einen Yoga-Block
- Wasser – Trinken ist immer wichtig
- Wenn du magst, nutze einen Duft. Der dem Erdelement zugeordnete Sinn ist der Geruchssinn. Zeder soll besonders auf das Wurzelchakra wirken.

Übergänge zwischen Sitzen und Liegen

Am schonendsten für Rücken und Beckenboden ist das mit Händen abgestützte Ablegen über die Seite. Eine andere gute Möglichkeit, dich in die Rückenlage abzulegen, ist die folgende: Stell die Füße auf, stütze die Hände auf dem Boden ab, ziehe Beckenboden und Bauchmuskeln nach innen und oben (kein Druck Richtung Becken!) und rolle dich sanft in die Rückenlage ab. Komme grundsätzlich mit gebeugten Knien nach unten und oben!

Komme am besten immer über die Seite vom Liegen zum Sitzen. Strecke dazu einen Arm über den Kopf, rolle dich auf die Seite, stütze dich mit der oberen Hand ab und richte dich auf.

Der aufrechte Sitz (Meditationssitz)

Wähle dir einen angenehmen und aufrechten Sitz. Sitze erhöht, sodass du dein Becken leicht nach vorne kippen kannst und die Knie nicht höher als die Hüften sind. Wenn du mit gekreuzten Beinen sitzt, unterlege die Knie mit Socken, Kissen oder ähnlichem, falls sie nicht den Boden berühren. Im Grunde sind alle Positionen möglich, bei denen die Wirbelsäule gerade ist, zum Beispiel Sitzen auf dem vorderen Teil eines Stuhles oder Hockers, Schneidersitz, Fersensitz oder Schmetterlingssitz (siehe S. 87). Du kannst dich auch mit geradem Rücken an eine Wand anlehnen (Kreuzbein und Brustwirbelsäule haben dabei Kontakt zur Wand). Viele Übungen kannst du alternativ auch im Liegen oder Stehen machen.

Die optimale Beckenaufrichtung im Sitzen zu finden ist eine Kunst, die viel Feingespür verlangt. Wenn du aber den für dich perfekten Auflagepunkt deiner Sitzbeinhöcker und damit die optimale Beckenaufrichtung gefunden hast, beschenkt dich das mit einem Gefühl von geerdeter Leichtigkeit und einem erhöhten Energiefluss. Ich möchte dich einladen, dabei folgendermaßen vorzugehen: Setze dich zunächst auf den vorderen Teil deiner Sitzhöcker, sodass dein Becken leicht nach vorne gekippt und deine Lendenwirbelsäule nach vorne gebogen ist. Dann lass dein Steißbein schwer und entspannt in die Erde sinken und rolle dabei so langsam wie möglich in Richtung Mitte deiner Sitzbeinhöcker. Finde den für dich passenden Kontaktpunkt mit der Unterlage, der dir die größte Erdanbindung und Aufrichtung deiner Wirbelsäule gibt. Entspanne deinen Beckenboden zwischen beiden Sitzbeinen, lass hier einfach die Schwerkraft wirken und werde ganz weit und offen. Verwurzele dein Steißbein in der Erde. Dann ergibt sich eine sehr feine Aktivierung nur der innersten Beckenbodenschicht, die ganz von alleine geschieht und dir zu einer wunderbaren Aufrichtung verhilft.

Beachte die folgenden Punkte für einen angenehmen aufrechten Sitz:

- Sitze so erhöht (mit Sitzkissen, Sitzbänkchen, Blöcken oder auf einem Stuhl), dass der untere Rücken nach vorne gewölbt bleibt oder zumindest gerade ist.
- Die Knie befinden sich unterhalb der Hüften und hängen nicht in der Luft. Unterlagere die Knie gegebenenfalls mit Socken, Kissen oder Decken.
- Beide Sitzbeine sind gleichmäßig belastet. Lass die Schwerkraft entspannt auf Sitzbeinhöcker, Becken und Beine wirken.
- Lass dein Steißbein nach unten sinken, ohne aktive Muskelspannung aufzubauen. Das Wurzelchakra kann sich so senkrecht zur Erde öffnen.
- Wachse mit deinem Scheitel nach oben und schaffe Raum zwischen den Wirbeln, behalte dabei die natürliche Welle deiner Wirbelsäule bei.

- Die Brustwirbelsäule strebt nach hinten-oben.
- Das Brustbein strebt nach vorne-oben, ohne dass die unteren Rippen aufklappen (kein Hohlkreuz!).
- Finde den leichtesten oder entspanntesten Auflagepunkt für deinen Kopf auf der Halswirbelsäule.
- Die Schultern sinken entspannt nach unten-hinten-außen.
- Nacken, Kiefer und Stirn sind entspannt.
- Lass dich von der Wirbelsäule (und ihren kleinen Haltemuskeln) und deinem Becken (mit seinem Beckenboden) tragen. Entspanne die großen Muskeln, die du nicht zur Aufrichtung benötigst.

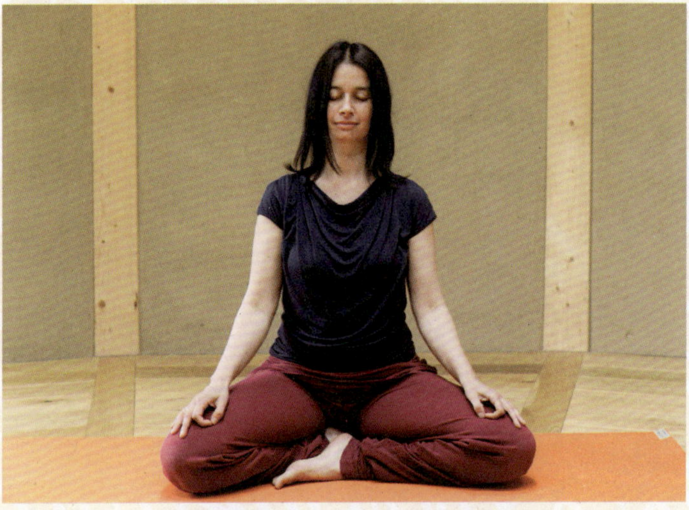

Meditationssitz

Ausgleich für die Beine nach langem Sitzen: Fußkreisen

Diese Übung mobilisiert gleichzeitig deine Hüftgelenke, Kniegelenke, Fußgelenke und Zehengelenke.

- Stell die Füße mattenbreit auf und stütze dich mit den Händen hinter dir ab, lass den Rücken gerade.
- Mache große Kreise mit den Füßen, sodass die Zehen immer wieder den Boden berühren und spreize und beuge sie während des Kreisens.
- Wechsle nach einiger Zeit die Richtung.

Mudras

Namaskara-Mudra

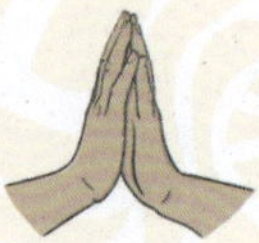

Namaskara Mudra ist die Grußgeste, die uns mit unserem eigenen und allen anderen Herzen verbindet. Du kannst sie während des Tönens von OM und der Mantren hinzunehmen. Lege dafür beide Handflächen mit entspannt gespreizten Fingern vor deinem Herzen zusammen. Die Außenseiten der Daumen berühren das Brustbein.

Prthvi-Mudra

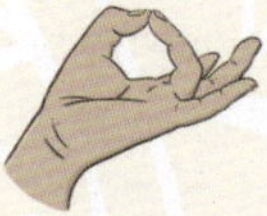

Während der Meditation und dem Bija-Mantra-Chant kannst du Ringfinger- und Daumenspitzen jeweils einer Hand zu einem Kreis verbinden. Das Prthvi-Mudra stärkt das Erdelement.

Chin-Mudra

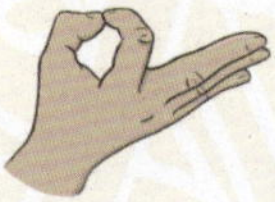

Das Chin-Mudra wirkt auf die untere Atmung, die auch auf den Beckenboden wirkt. Du kannst es zum Beispiel während der Beckenbodenatmung und des Beckenwiegens mit deinen Händen formen. Daumen und Zeigefinger jeweils einer Hand schließen sich dabei zu einem wirklich runden Kreis. Die anderen Finger sind lang gestreckt und zusammen. Die Handflächen zeigen zum Boden, während die Hände neben dem Becken auf dem Boden liegen. Die Hände sind aktiv, die Schultern bleiben entspannt.

Dhyana-Mudra

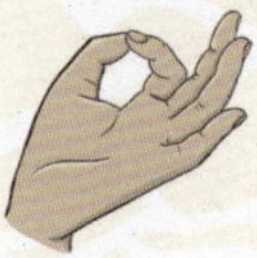

Dieses Meditationsmudra ist ähnlich wie das Chin-Mudra, aber die Hände sind dabei ganz entspannt. Daumen- und Zeigefingerkuppen sind miteinander verbunden, die anderen Finger sind entspannt geöffnet. Die Handflächen können nach oben oder unten zeigen. Dieses Mudra stärkt die Präsenz und das Bewusstsein.

Einstimmung

Nun kannst du mit deiner Übungspraxis mit Buch und/oder dem MP3-Download starten! Noch einmal: Übe achtsam und ohne jeglichen Stress, in einer liebevollen Haltung dir selbst gegenüber. Deinem Beckenboden mit bedingungsloser Liebe zu begegnen, führt dich womöglich in die größte Kraft.

Wenn du magst, kannst du mit dem folgenden Mantra als Einstimmung beginnen und damit einen kraftvollen Impuls setzen.

Ganesha Gayatri Mantra

Om Tat Ganeshaya Vidmahe
Vakratundaya Dhimahi
Tanno Danthi Prachodayat Om

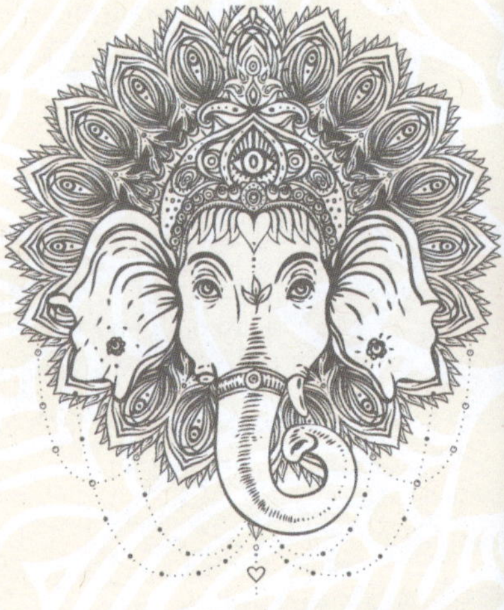

Der weise, elefantenköpfige Gott Ganesha gilt in Indien als der Herrscher im Wurzelchakra, dem „Eingangstor" für alle Chakra-Arbeit. Traditionell bittet man ihn um seinen Segen, bevor man mit der Chakra-Arbeit beginnt. Die Ganesha-Energie soll uns helfen, Hindernisse und Blockaden aus dem Weg zu räumen und den Weg der Weisheit zu gehen.

OM/AUM

OM ist der Urklang des Universums und verbindet uns mit der göttlichen Grundschwingung allen Seins. Wir können den Klang des OM vom Beckenboden über die Wirbelsäule bis zum Kopf aufsteigen lassen oder auch nur in den Beckenboden hineintönen und ihn vibrieren lassen. Die heilsame Vibration geht vom offenen AOOOU zum nasalen MM-NG.

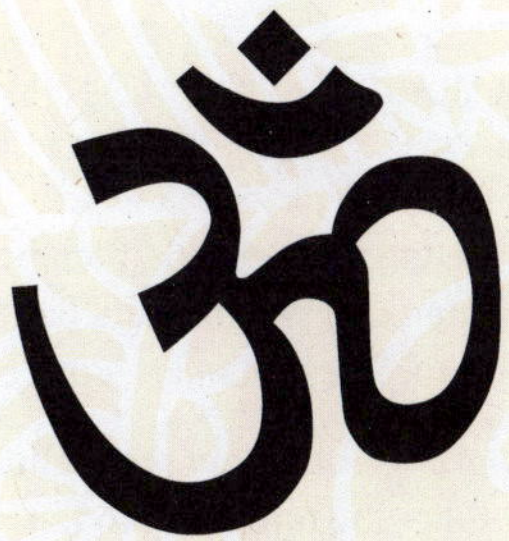

Yoga-Übungen zur Entspannung und Öffnung des Hüftbereichs

Zur Vorbereitung auf das Üben mit dem MP3-Download und generell vor Beckenbodenübungen empfehle ich dir die folgenden Übungen. Sie entspannen, mobilisieren und öffnen die Hüften und den Beckenboden und fördern die Rückengesundheit. Du kannst diese Übungen (gerne in dieser Reihenfolge) gut machen, bevor du mit den Audio-Dateien übst, aber auch zwischendrin, danach oder einfach so. Achte dabei auf dein Wohlbefinden!

Hüftkreisen

Diese Übung mobilisiert sanft Hüftgelenke und Beckenboden und befreit dich von Anspannung.

- **Ziehe aus der Rückenlage mit aufgestellten Füßen ein Knie nach dem anderen mit aktiviertem Beckenboden zum Oberkörper. Die Wirbelsäule ist und bleibt lang. Fasse mit den Händen die Knie und entspanne Hüften, Beckenboden und Beine.**
- **Kreise die Knie in entgegengesetzte Richtungen. Schiebe mit der Einatmung die Knie von dir weg, löse sie voneinander und führe sie mit den Händen nach außen und mit der Ausatmung wieder zum Bauch zurück. Versuche, die Symmetrie dabei zu wahren.**
- **Führe weiter ganz geschmeidige Kreise aus und lass in den Hüften los – die Arme machen die Arbeit. Atme dabei tief in deinen Beckenboden.**
- **Dann lass die Knie für eine Weile nach außen sinken, lege deine Ellenbogen am Boden ab und stütze die Beine mit den Händen. Lass noch mehr los.**
- **Behalte die Entspannung in den Hüften bei, während du beginnst, die Knie mit Kraft deiner Arme und Hände in die andere Richtung zu kreisen.**

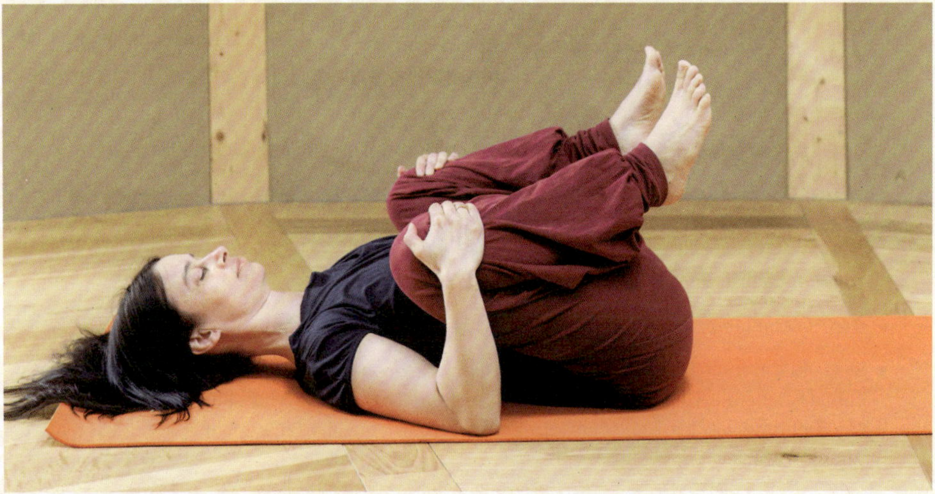

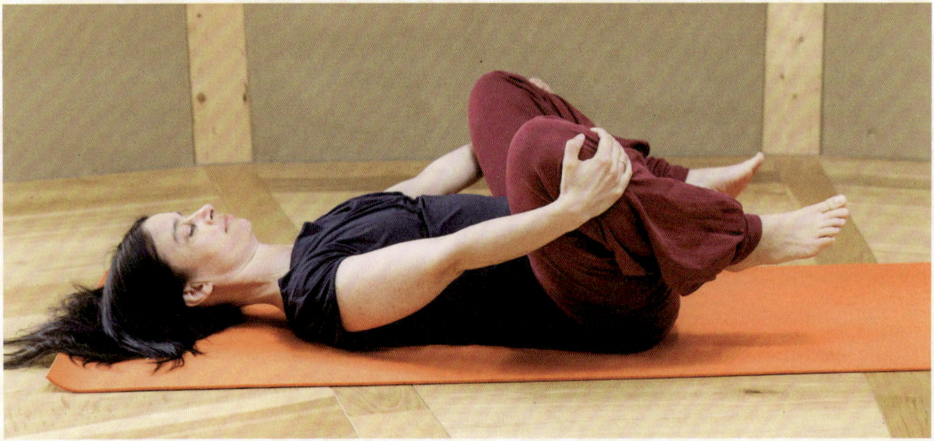

Das glückliche Baby – Ananda Balasana

Eine der besten Übungen für die Entspannung des Beckenbodens. Sie öffnet wunderbar die Hüften und den Beckenboden und dehnt unter anderem die inneren Oberschenkel, die Leisten, den unteren Rücken und natürlich den Beckenboden.

- **Bringe in der Rückenlage die Knie weit geöffnet in Richtung Oberkörper, führe die Hände an den Innenseiten der Knie vorbei, vor den Fußgelenken wieder nach außen und fasse die Außenkanten der Füße. Ziehe die Füße nah zu dir heran und bringe die Knie weit nach außen. Wenn du magst, kannst du einen Moment in dieser Position verweilen.**
- **Der Rücken bleibt lang, Kreuzbein und Hinterkopf liegen am Boden.**
- **Stell die Unterschenkel behutsam senkrecht auf, sodass sich die Fußgelenke über den Knien befinden und die Fußsohlen parallel zur Decke zeigen. Die zweiten Zehen zeigen in die gleiche Richtung wie die Kniescheiben. Achte darauf, dass die Füße nicht weiter außen als die Knie sind.**
- **Mit Hilfe der Ellenbogen kannst du die Knie weiter auseinander spreizen, mit dem Zug der Hände an den Füßen kannst du sie näher Richtung Boden bringen.**
- **Für eine isometrische Dehnung kannst du gleichzeitig die Füße aktiv gegen die Hände drücken und mit den Händen die Füße nach unten ziehen. Drücke auch dein Kreuzbein in den Boden.**
- **Atme tief ins Becken, entspanne den Beckenboden und fühle dich wie ein glückliches Baby. Du darfst dich dabei auch genüsslich von Seite zu Seite wiegen.**
- **Nach einer Weile löse die Position behutsam auf und spüre nach.**

Hilfsmittel: Wenn du die Füße nicht fassen kannst, lege dir jeweils einen Yoga-Gurt (oder einen Gürtel oder ein Tuch) als Verlängerung der Arme um jeden Fußballen. Lege dir eventuell ein dünnes Kissen unter den Kopf, damit der Nacken entspannt bleibt. Du kannst diese Übung auch einbeinig üben und dabei gerne das andere Bein ausstrecken, um an deiner Leistendehnung zu arbeiten.

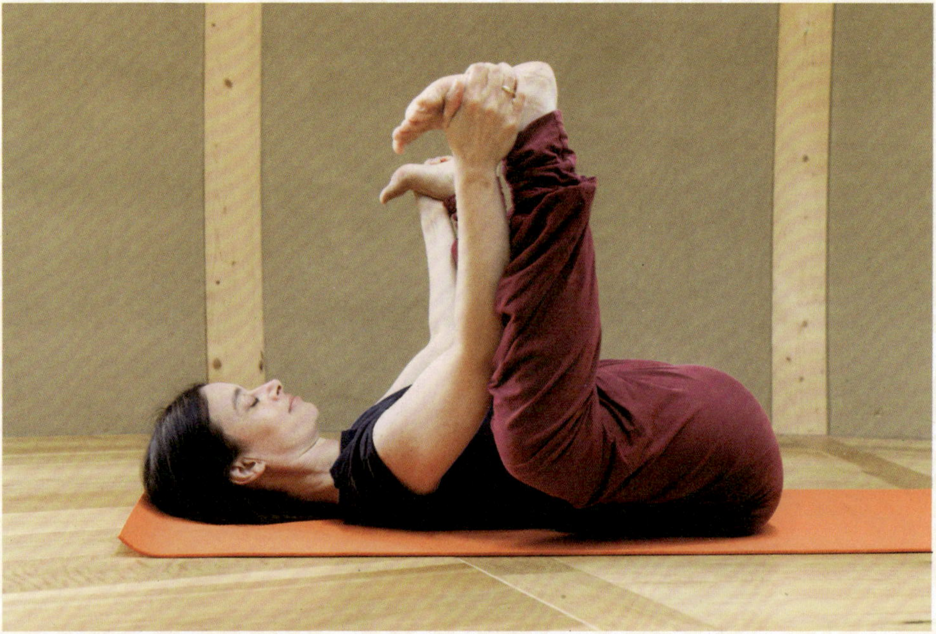

Ananda Balasana – Glückliches Baby

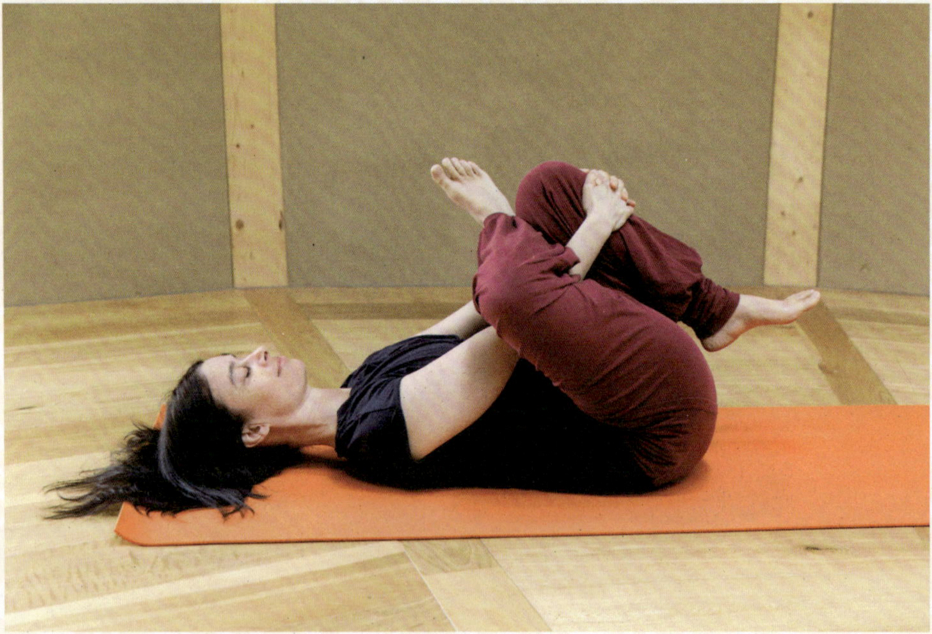

Nadelöhr

Nadelöhr – Sucirandhrasana

Diese Übung schafft mehr Raum für den Ischiasnerv, indem sie den Piriformis dehnt, einen birnenförmigen Hüftmuskel, der ein direkter Beckenbodennachbar ist. Außerdem gibt sie einen interessanten Dehnimpuls für den Beckenboden, der in vielfältigster Weise mit Hüftöffnern in alle Richtungen gedehnt werden sollte.

- **Stell in der Rückenlage den linken Fuß auf dem Boden auf.**
- **Platziere den Knöchel des rechten Fußes auf dem vorderen Oberschenkel des linken Beines, knapp unterhalb des Knies. Der rechte Unterschenkel ist parallel zum Boden. Achte darauf, dass der rechte Fuß nicht abknickt, schiebe ihn lieber etwas über das linke Bein hinaus. Du kannst hier erstmal den rechten Oberschenkel mit deiner rechten Hand von dir wegschieben. Wenn dir das an Dehnung reicht, kannst du in dieser Position verweilen, anstatt wie folgt weiterzugehen.**
- **Löse den linken Fuß vom Boden, ziehe die Knie zum Oberkörper und verschränke die Hände um den linken Oberschenkel oder um das Knie. Führe dazu die rechte Hand zwischen beiden Oberschenkeln und die linke Hand außen vom linken Oberschenkel entlang und ziehe das Bein zu dir heran. Falls das nicht geht oder du die Schultern nicht entspannen kannst, nimm einen Gurt oder Gürtel als Armverlängerung.**
- **Das rechte Knie strebt aktiv weg von dir, während du das linke zu dir heranziehst.**
- **Atme tief in die Dehnung und in den Beckenboden.**
- **Der Rücken bleibt lang, das Kreuzbein liegt auf dem Boden auf.**
- **Entspanne Schultern und Nacken.**
- **Achte darauf, den Nacken nicht zu überstrecken, ziehe lieber das Kinn etwas ein oder lege dir ein flaches Kissen unter den Kopf.**
- **Spüre gerne nach oder gehe direkt ins Krokodil über, bevor du die andere Seite übst.**

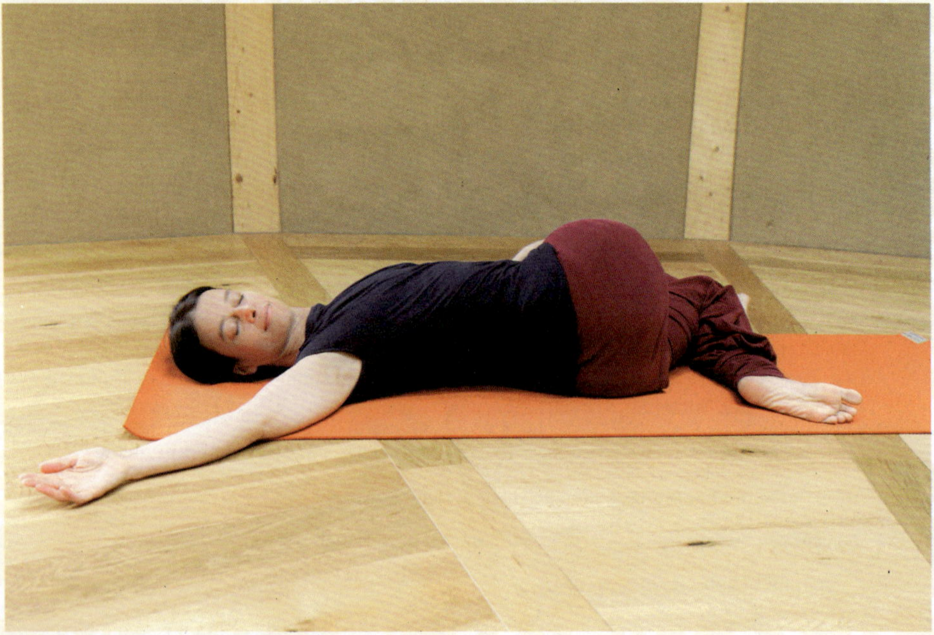

Krokodil – Jathara Parivartanasana

Krokodil – Jathara Parivartanasana

Diese Variation der Krokodilsübung entspannt den Beckenboden und den unteren Rücken, außerdem ist sie eine Wohltat für die Wirbelsäule und die Bandscheiben. Bei stark gelockerten Iliosakralgelenken solltest du sie nicht praktizieren.

- **Ausgangsposition ist die Rückenlage mit aufgestellten Füßen.**
- **Lege die gestreckten Arme seitlich auf Schulterhöhe oder diagonal nach oben am Boden ab. Die Handflächen zeigen Richtung Himmel und die Schultern sind weit entfernt von den Ohren. Du kannst den Brustkorb gerne noch mal anheben und die Schulterblätter ganz flach Richtung Becken auf dem Boden ablegen.**
- **Überschlage dein rechtes Bein über das linke.**
- **Hebe dein Becken kurz an und versetze es nach rechts, sodass du mehr auf der linken äußeren Hüfte liegst.**
- **Lass nun beide Knie links zum Boden sinken. Beide Schulterblätter bleiben flach am Boden. Du kannst die Knie gerne mit einem Yogablock oder Kissen unterstützen und darauf ablegen.**
- **Bringe beide Beine in eine angenehme Position, der rechte Fuß liegt dort auf dem Boden, wo es sich gut anfühlt.**
- **Du kannst die linke Hand auf dem rechten Knie ablegen oder auch den Arm oben ausgestreckt lassen. Gerne kannst du die rechte Hüfte bis zum Knie ausstreichen.**
- **Schaue nur zur rechten Hand, wenn es angenehm für den Nacken ist. Achte aber darauf, dass der Kopf nicht abknickt, sondern in der Achse gedreht ist. Hebe ihn dazu leicht vom Boden ab, bevor du ihn drehst und den Hinterkopf am Boden langschiebst.**
- **Atme tief in den Beckenboden, den unteren Rücken und die Zwischenrippenmuskulatur.**
- **Komme nach ein paar Atemzügen mit aktiver Körpermitte zurück, stell zuerst den rechten und dann den linken Fuß auf und versetze das Becken wieder in die Mitte zurück.**
- **Komme zunächst für ein paar Atemzüge in Apanasana oder Ananda Balasana, bevor du die Übung zur anderen Seite ausführst.**

Knie zur Brust – Apanasana

Diese Position wird auf dem MP3-Download am Ende der Beckenbodenatmung ausgeführt, da man hier deutlich die Atembewegung im Beckenboden spüren kann. Dadurch, dass der Bauch keine Möglichkeit mehr hat, sich mit der Einatmung nach vorne auszudehnen, schiebt das Zwerchfell die Bauchorgane stärker Richtung Becken und Rücken.

Diese Übung wirkt sehr wohltuend und entspannend auf den Beckenboden, den unteren Rücken und die Bauch- und Beckenorgane, die besser durchblutet werden. Sie hilft wunderbar bei Problemen mit dem unteren Rücken durch Alltagsbelastungen.

- **Ziehe in der Rückenlage mit Beckenbodenkraft ein Knie nach dem anderen zum Oberkörper, umschließe die Knie ganz fest und entspanne deinen Beckenboden. Verschränke die Hände oder fasse deine Ellenbogen. Die Knie sind geschlossen und so nah wie möglich am Oberkörper. Das Kreuzbein bleibt am Boden, der Rücken lang. Wenn dir das schwerfällt, führe die Knie erst einige Male mit der Einatmung vom Körper weg und mit der Ausatmung wieder zu dir heran.**

- **Atme tief in den Beckenboden und unteren Rücken. Entspanne den Beckenboden so weit wie möglich, sowohl mit der Einatmung als auch mit der Ausatmung. Du darfst den Beckenboden hier wirklich weit werden lassen, in dieser Position kann auch bei Beckenbodenschwäche nichts Schlimmes passieren.**

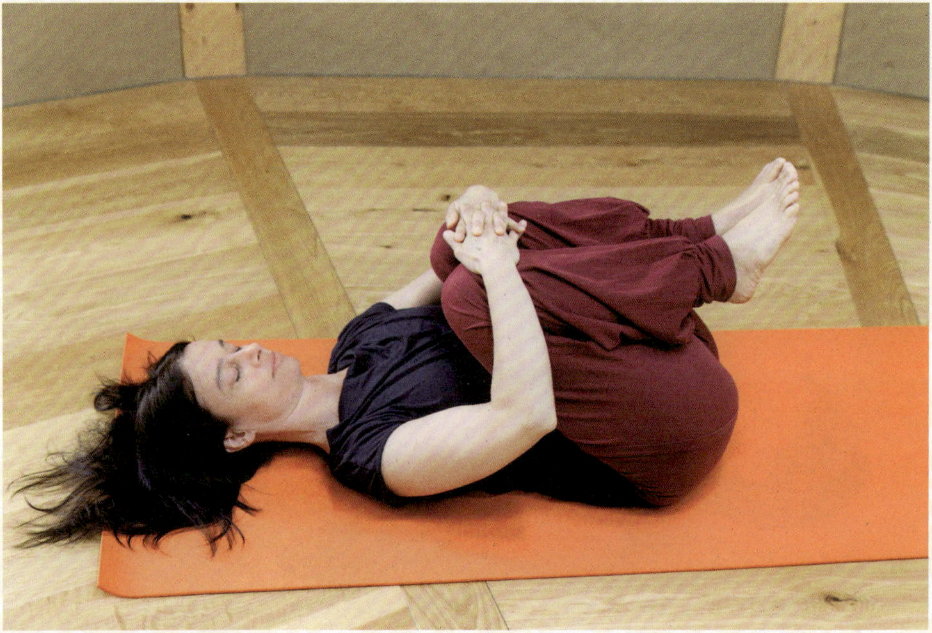

Knie zur Brust - Apanasana

Variation: Beckenkreisen

Diese Übung löst Blockierungen und Verspannungen im Becken-, Hüft-, Lenden- und Kreuzbeinbereich.

- **Umfasse in Apanasana die Knie mit den Händen (Finger zeigen Richtung Füße).**
- **Lass die Knie zusammen und mache langsame, geschmeidige, große Kreise mit den Knien im Atemrhythmus. Atme ein, wenn die Knie im Halbkreis vom Oberkörper weggehen, und atme aus, wenn die Knie zum Oberkörper herankommen.**
- **Wechsle nach einer Weile die Richtung.**

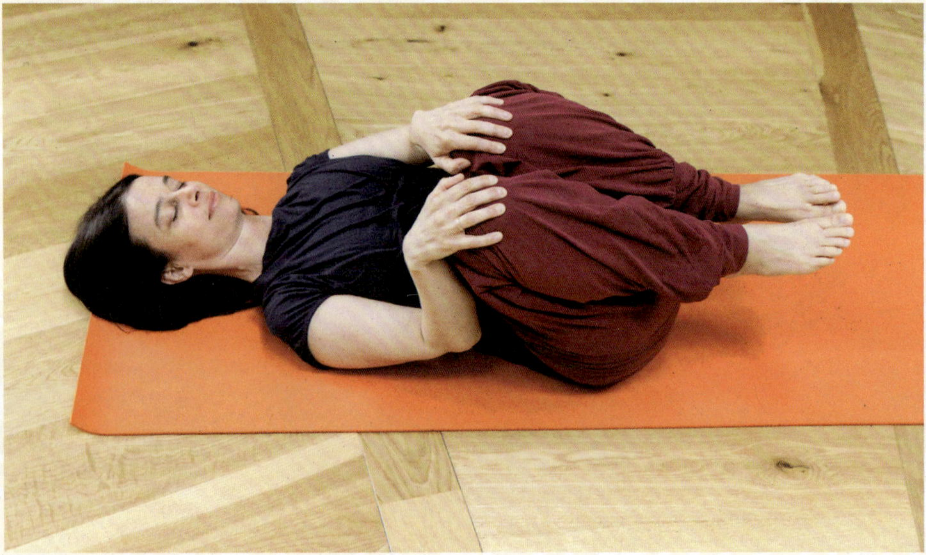

Variation: Beckenkreisen

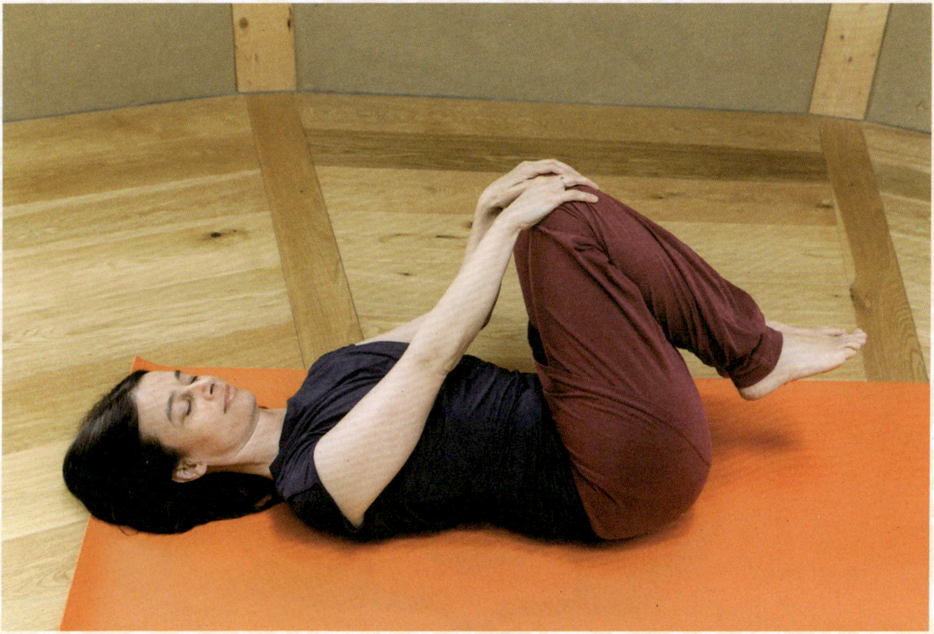

Variation: Beckenkreisen

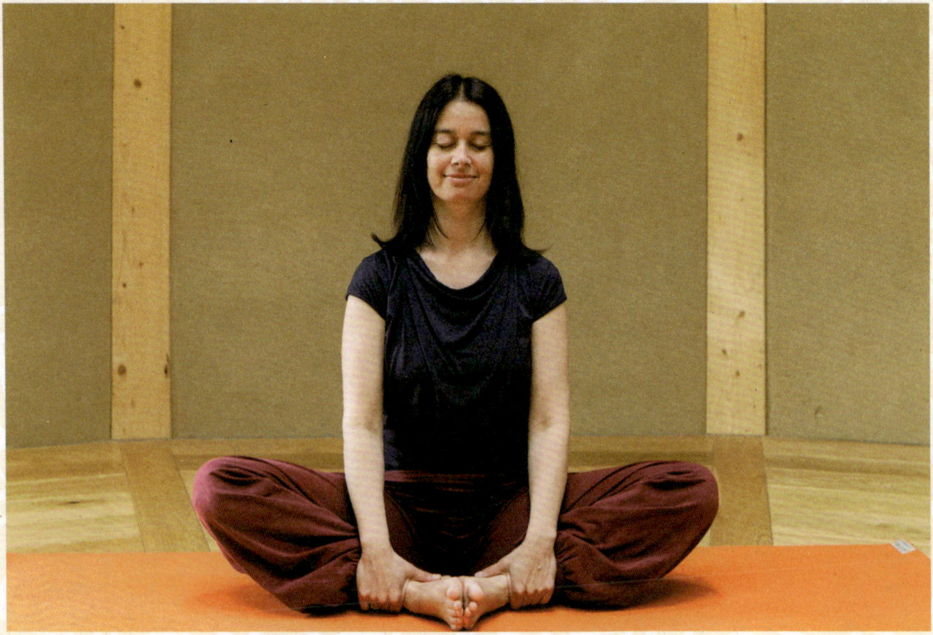

Schmetterling – Baddha Konasana

Schmetterling – Baddha Konasana

Die dynamische Variante dieser Übung wirkt stark auf die beiden unteren Chakren und erhöht die Flexibilität des Beckenbodens und der Hüften. Die statische Variante dehnt und entspannt den Beckenboden und verkürzte Muskeln und Bänder, die die Beckenbodenflexibilität sowie die Beckenaufrichtung behindern. Es empfiehlt sich, diese Position auch im Alltag, sitzend oder liegend (Knie mit Blöcken/Kissen gestützt), so oft wie möglich einzunehmen.

- **Sitze so erhöht, dass deine Wirbelsäule gerade ist. Ziehe mit den Händen das Sitzfleisch nach hinten und setze dich eher auf den vorderen Teil deiner Sitzbeinhöcker. Bringe die Fußsohlen zusammen und nah zum Damm (bei Knieproblemen etwas weiter weg). Umfasse die Füße oder Fußgelenke mit den Händen oder lege die Hände entspannt auf die Oberschenkel. Rolle die Schultern nach hinten-unten und länge die Wirbelsäule, dein Brustbein strebt diagonal nach oben. Entspanne deinen Kiefer.**
- **Wippe sanft mit den Knien und entspanne dabei die Hüften. Wenn du hyperflexibel oder schwanger bist, gib den Impuls mit den Knien nach oben statt nach unten.**
- **Nach einer Weile lass die Knie Richtung Boden sinken, lege sie am besten auf Kissen oder Blöcken ab. Atme tief in den Beckenboden und entspanne immer mehr deine Hüften und Beine.**
- **In dieser Position kannst du auch sehr gut den Beckenboden trainieren im Wechsel von Anspannung und Entspannung.**
- **Um aus der Position zurückzukommen, fasse mit den Händen die Knie und bringe sie mit der Kraft deiner Arme zusammen, während du die Hüften entspannt lässt. Strecke die Beine nach vorne aus oder stell die Füße auf und spüre nach.**

Das Übungsprogramm als MP3-Download

Url: https://www.windpferd.de/beckenboden-entspannt-downloads
Benutzername: beckenboden Passwort: c@Y6gM6u96

Wurzelchakra-Meditation (Track 1, 12,5 Min.)

Die Wurzelchakra-Meditation auf dem MP3-Download hat verschiedene Teile, die auch einzeln für sich wirken.

Körperliche und energetische Ausrichtung: Stärkt das Körperbewusstsein und führt zu einem angenehmen und stabilen Sitz. Für einen freien Energiefluss zwischen Himmel und Erde.

- Nimm einen aufrechten Sitz ein, du kannst auf einem Stuhl sitzen oder auf einem Meditationskissen. Sitze so erhöht, dass du dein Becken leicht nach vorne kippen kannst, damit dein unterer Rücken in der natürlichen Wölbung nach vorne bleibt. Lass dich vom optimalsten Auflagepunkt deiner Sitzbeinhöcker tragen.
- Schaffe Länge in der Welle deiner Wirbelsäule.
- Spüre den Kontakt deiner Beine und Füße zum Boden, lass alle Anspannung los, die du jetzt nicht brauchst, um aufrecht zu sitzen. Schaue, ob du in den Hüften und Oberschenkeln noch mehr loslassen kannst.
- Lass die Schwerkraft auf deine Sitzbeinhöcker wirken. Stell dir vor, dass dein Steißbein dazwischen tief in die Erde hineinsinkt.

- Entspanne deinen Beckenboden und besonders deinen Dammbereich. Hier öffnet sich in deinem feinstofflichen Körper dein Wurzelchakra nach unten hin zur Energie der Erde.
- Lass deinen Scheitel entspannt nach oben streben. Hier öffnet sich dein Kronenchakra zur spirituellen Energie hin.
- Beide Energien fließen durch deine Wirbelsäule hindurch, sie verbinden dich mit der göttlichen Urquelle von oben und der schöpferischen Urkraft von unten.
- Entspanne deine Schultern, deinen Nacken und deinen Kiefer und lass den Atem ruhig fließen.

Atemmeditation: Fokussiert und verbindet uns mit dem Leben.

- Spüre die Atembewegung in deinem Bauch. Spüre, wie er sich mit der Einatmung nach vorne wölbt und sich mit der Ausatmung wieder flach zurück zieht.
- Versuche nun, die Atembewegung möglichst tief in deinem Beckenraum wahrzunehmen.

Beckenbodenmeditation: Wahrnehmung des Beckenraumes zwischen Steißbein, Schambeinen und Sitzbeinhöckern. Bringt die Energie raus aus dem Kopf und rein in den Körper, löst Blockaden im Wurzelchakra und Verspannungen im Beckenboden.

- Nun konzentriere dich auf die Empfindungen in dem Bereich zwischen deinem Steißbein und deinem Schambein und zwischen den Sitzbeinhöckern. Zwischen diesen Ansatzpunkten ist dein Beckenboden aufgespannt. Spüre in diesen ganzen Bereich deines Beckenbodens hinein. Nimm die Empfindungen einfach wahr, ohne sie zu bewerten.

Meditieren mit Aufmerksamkeit auf den Damm: Hat all die Vorteile und Wirkungen von Meditation, schult zum Beispiel die Konzentrationsfähigkeit. Bringt Bewusstsein in das Wurzelchakra. Löst verdrängte Themen und kann so zur Heilung von Schmerzerfahrungen und Geburtstraumata führen. Kann gestaute Energien in Narben nach Dammriss oder Dammschnitt befreien.

- Schaue, ob du nun den Bereich deiner Aufmerksamkeit noch kleiner werden lassen kannst und spüre nur in deinen Damm hinein. Nimm also nur die Empfindungen im Dammbereich zwischen Anus und Genitalien wahr. Genau hier öffnet sich dein Wuzelchakra, das Muladhara Chakra, nach unten hin. Und genau hier ist der Kreuzungspunkt aller Beckenbodenschichten.

- Wenn du im Moment keine Empfindungen spürst, versuche einfach, den Bereich weiter wahrzunehmen, ohne das zu bewerten. Schon alleine deine Aufmerksamkeit löst Blockierungen in deinem Wurzelchakra. Wenn Gefühle oder Bilder hochkommen, fühle und beobachte sie. Lass alles zu, was gesehen werden will oder eben nicht gesehen werden will, bewerte es nicht. Sei einfach ein neugieriger Beobachter. Lass dich nicht von deinen Gedanken und Gefühlen wegziehen, sondern komme immer wieder zurück zur Konzentration auf deinen Damm.

Wurzelchakrameditaton: Visualisierung Energiewirbel. Öffnet das Wurzelchakra.

- Stell dir nun vor, wie sich ausgehend von deinem Damm ein Energiewirbel trichterförmig nach unten hin öffnet. Spüre diese energetische Verbindung nach unten, tief in die Erde hinein und lass die Energie einfach fließen. Dieses Energiezentrum ist deine Verbindung zur Erde, zur Natur, zum Leben und zur Materie. Es ist deine Wurzel, um sicher und fest im Leben zu stehen. Nur wenn du gut geerdet bist, kannst du dich frei in die höchsten Höhen schwingen, ohne deine Mitte zu verlieren. Wenn das

Wurzelchakra nicht gefestigt ist, wirkt es sich auf alle anderen Chakren aus und die Lebensenergie kann nicht frei fließen. Deswegen beginnen wir die Chakrenarbeit mit dem Muladhara Chakra.

Farbmeditation: Tiefrote Farbe stärkt das Wurzelchakra.

- Dieses 1. Chakra leuchtet in einem tiefen, glühenden Rot. Mit der Visualisierung dieser tiefroten Farbe kannst du dein Muladhara Chakra stärken und aufladen.

Themen des Wurzelchakras: Das Wirkenlassen lässt uns Heilungspotentiale erkennen

- Dieses erste Chakra wird ganz besonders im ersten Lebensjahr gefestigt. Die Themen orientieren sich an unseren elementaren Grundbedürfnissen. Es geht um genährt werden, um das Gefühl von Geborgenheit und Sicherheit und ein Anzeichen für ein gut funktionierendes Wurzelchakra ist ein ungetrübtes Urvertrauen in das Leben.

- Das Muladhara Chakra heißt wörtlich übersetzt „Platz der Wurzel" und gibt dir vor allem Stabilität auf allen Ebenen, eine feste Grundlage, um dich höher zu entwickeln. Wenn du für deine grundlegenden Bedürfnisse sorgen kannst und ein gutes Verhältnis zu deinem Körper, zu deiner Familie, zur Natur und zum materiellen Leben hast, hast du wahrscheinlich ein sehr gut funktionierendes Wurzelchakra. Du spürst deine Verbindung zur Mutter Erde und allen Lebewesen und erkennst dich als einen einzigartigen Teil der göttlichen Schöpfung. Mutter Erde sorgt für dich, sie hält und nährt dich. Das Wurzelchakra verbindet Dich mit der Urkraft von Mutter Erde.

- Im Muladhara ist der Sitz deiner Lebenskraft, der Kundalini-Shakti. Das ist diese gewaltige und geheimnisvolle Energiequelle, die du brauchst, um dein Potenzial in diesem Leben voll auszuschöpfen.

Wurzeln wachsen lassen: Verbindet uns mit der Erde und führt uns zu dem Gefühl von Stabilität und Verwurzelung.

- Nicht nur das Becken, auch die Beine und vor allem die Füße gehören zum Bereich des Wurzelchakras. Spüre deine Füße, deine Beine und dein Becken, nimm alle Empfindungen innerhalb deines Körpers in diesen Bereichen wahr. Stell dir vor, dass von hier aus kräftige Wurzeln tief in die Erde wachsen. Wurzeln, die dich nähren und die dir einen festen Halt geben. Spüre deine Verbindung zur Energie im Erdmittelpunkt.

Zurückkommen:

- Zum Abschluss konzentriere dich wieder auf deinen Damm. Spüre das Leben in ihm so intensiv wie du kannst.
- Von hier ausgehend, spüre deinen ganzen Körper, spüre das Leben in jeder Zelle deines Körpers, so wie es sich gerade zeigt.
- Wenn du magst, töne 3 x die heilige Silbe OM, um die Energie zu kanalisieren und zu stärken. Atme dabei tief in den Beckenboden ein und stell dir vor, wie du das OM tief aus der Erde holst und durch deinen ganzen Körper hindurch nach oben fließen lässt.

Bija-Mantra-Chant (Track 2, 3,5 Min.)

Ein Bija-Mantra ist ein einsilbiges Mantra, mit dem man einen Samen für die Entfaltung des jeweiligen Chakras setzen kann. Das Bija-Mantra, das das Wurzelchakra aktiviert, ist die Silbe LAM (mit nasalen m-ng wie beim OM). 108 ist eine heilige Zahl.

Die Wirkung eines Mantras soll am stärksten sein, wenn man es 108-mal wiederholt. Die Vibrationen des Klanges im Beckenraum entspannen und aktivieren sowohl das Wurzelchakra als auch den Beckenboden.

Beckenbodenatmung (Track 3, 6 Min.)

Der Atem führt uns Sauerstoff und Lebensenergie zu und ernährt so alle unsere Zellen, er entgiftet und erhält unsere Gesundheit. Er verbindet uns mit unserem Seelenleben und dem gegenwärtigen Moment. Die untere Atmung (Zwerchfellatmung) wirkt heilsam auf alle Organe und Krankheiten im Bauch-und Beckenraum. Wenn wir bewusst in die entspannte Ausdehnung des Beckenbodens hineinatmen und dann die Ausatmung mit dem Damm initiieren, haben wir ein ganz natürliches Training für den Beckenboden und stärken zugleich die Zwerchfellatmung. Bauch- und Beckenorgane werden mit jedem Atemzug massiert und besser durchblutet.

- Beobachte deinen Atem, wie er in dich hineinströmt und wieder aus dir herausströmt. Du brauchst nichts dafür zu tun, lass deinen Atem einfach fließen, so wie er in diesem Moment ist. Der Atem kommt und geht ohne dein bewusstes Zutun. Es ist, als ob du von einer höheren Kraft geatmet wirst. Das Leben selbst atmet dich.
- Lege deine Hände auf die untersten Rippen. Beobachte die Bewegung deines Zwerchfells mit der Atmung. Das Zwerchfell ist eine Sehnen-Muskelplatte die den Brustraum vom Bauchraum trennt, es liegt wie eine Kuppel über den Bauchorganen. Es ist aufgespannt zwischen dem Brustbein, den unteren Rippen und den oberen Lendenwirbeln. Mit der Einatmung dehnt sich das Zwerchfell aktiv nach unten aus und drückt dabei die Bauchorgane nach unten und nach vorne. Mit der Ausatmung zieht es sich wieder nach oben zurück. Spüre in diese Bewegung des Zwerchfells hinein.

- Lege nun deine Arme wieder neben den Körper, aber bleibe trotzdem mit deiner Aufmerksamkeit bei der Atembewegung in deinem Bauch- und Beckenraum. Die Bewegung des Zwerchfells wirkt sich über die Bauchorgane direkt auf den Beckenboden aus. Mit der Einatmung dehnt sich der Beckenboden nach unten aus. Mit der Ausatmung ziehen sich Beckenboden und Zwerchfell nach oben zurück. Dabei kontrahiert sich der Beckenboden reflektorisch.
- Atme tief in dein Becken hinein, entspanne deinen Beckenboden und lass die natürliche Muskelbewegung zu. Durch tiefes Atmen wird der Beckenboden abwechselnd gedehnt und kontrahiert und so wird er optimal durchblutet. Der Beckenboden wird ganz flexibel gehalten in diesem ständigen Wechsel von An- und Entspannung. Und genau diese Flexibilität braucht er im Alltag, um sich den Gegebenheiten optimal anzupassen. Er muss sowohl kraftvoll halten als auch vollkommen loslassen können.
- Stell dir vor, wie du bis tief in den Beckenboden hinein atmest und dann auch die Ausatmung im Beckenboden beginnt.
- Wenn du in der Rückenlage liegst, ziehe nach einer Weile ein Knie nach dem anderen zum Oberkörper und umschließe sie fest mit den Händen in Apanasana. Atme tief in den unteren Rücken und ins Becken. Dein Bauch hat nun keinen Platz mehr, um sich auszudehnen, deswegen geht umso mehr Druck zum Beckenboden. Jetzt kannst du besonders gut die Bewegung des Beckenbodens mit der Atmung wahrnehmen. Atme tief in den Beckenboden hinein und lass sich alles befreien, was sich befreien möchte.

Beckenwiegen (Track 4, 6 Min.)

Diese Übung mobilisiert Becken und Lendenwirbelsäule und löst Verspannungen im unteren Rücken. Gleichzeitig ist sie ein sanftes Training für die tiefliegenden Schichten des Beckenbodens und der Bauchmuskeln. Die tiefe Ausatmung reinigt Körper, Seele und Geist von alten Schlacken und entspannt. Je weicher du diese Übung ausführst, desto tiefer kannst du in einen inneren Bewegungsfluss eintauchen, der deinen unteren Rücken und dein Becken erfüllt. Dabei darf die Bewegung ganz minimal und sehr innerlich werden. Wenn du mehr an der Muskelkraft arbeiten mochtest, intensiviere die Übung.

Diese Übung wird hier in der Rückenlage angeleitet, probiere sie aber auch einmal mit leicht gebeugten Knien im Stehen! Das erdet und energetisiert dich in hohem Maße.

- Stell in der Rückenlage deine Füße auf, hüftbreit und parallel. Die Kniegelenke befinden sich senkrecht über den Fußgelenken. Die zweiten Zehen zeigen gerade nach vorne.
- Mit der Ausatmung ziehe sanft dein Steißbein erst Richtung Füße, dann nach oben und rolle das Becken ein. Nur so weit, dass der untere Rücken flach auf den Boden kommt.
- Mit der Einatmung lass das Becken wieder entspannt in seine Ausgangsposition zurückfließen und atme tief in den Beckenboden hinein. Lass dabei ganz los im Beckenboden und lass ihn weit werden.
- Führe diese kleine Beckenbewegung in deinem eigenen Atemrhythmus fort, lass sie durch die Aktivierung der innersten Beckenbodenschicht über das Steißbein entstehen und lass diese mit jeder Einatmung immer wieder vollkommen los.

- Eine Variante ist, diese Bewegung sehr fein und sanft auszuführen und damit in ein wunderbares Flow-Gefühl zu kommen.
- Du kannst die Aktivität deines Cores aber auch verstärken, indem du während der Ausatmung deine tiefen Bauchmuskeln vom Schambein ausgehend nach innen und oben ziehst (Richtung Wirbelsäule und Bauchnabel) und gleichzeitig die vorderen Darmbeinstachel zueinander und die untersten Rippen sanft nach unten in Richtung Becken fließen lässt. Achte dann umso mehr auf die komplette Entspannung mit der Einatmung.
- Schaue, dass die Aktivität wirklich aus dem Steißbein kommt und du nicht nur mit den Hüftbeugern oder den großen Gesäßmuskeln arbeitest.

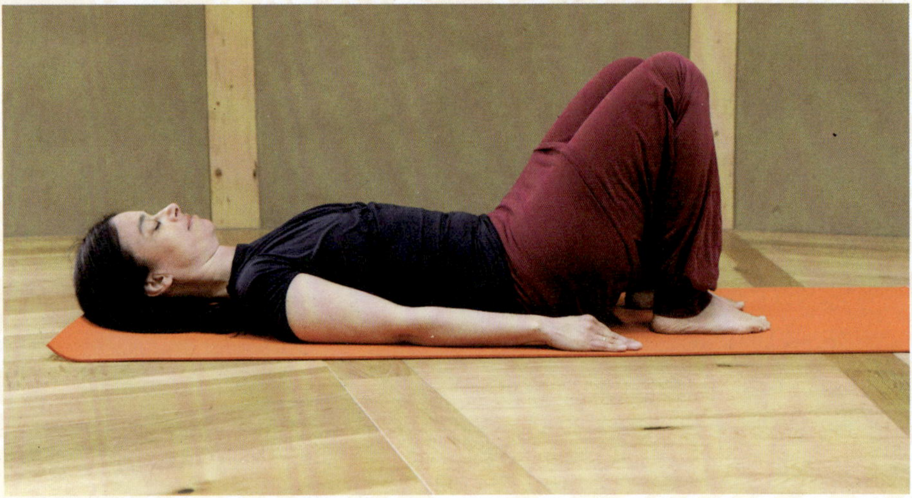

Beckenwiegen

Entdecken und Aufwecken der drei Schichten des Beckenbodens (Track 5 – 7)

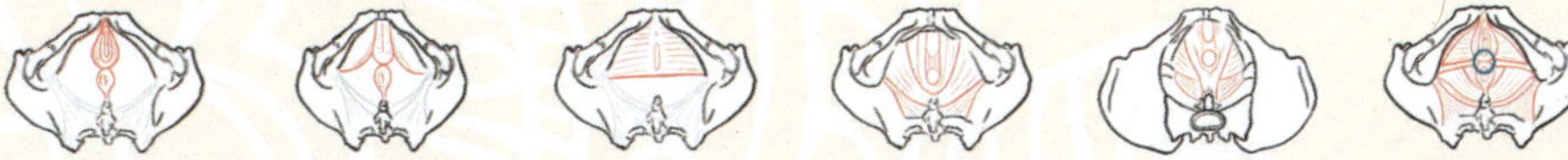

Für ein gutes Beckenbodenverständnis ist es wichtig, dass du lernst, die einzelnen Beckenbodenschichten differenziert und unabhängig von anderen Muskeln zu aktivieren und zu entspannen. So näherst du dich Schritt für Schritt der tiefen und wichtigsten Beckenbodenschicht und weißt, welche Teile des Beckenbodens du gerade anspannst oder entspannst. Das Erspüren dieser Differenzierung kann etwas dauern, aber du wirst sie lernen, wenn du sie regelmäßig übst.

Bevor du mit diesen Übungen beginnst, schaue dir die Zeichnungen der Beckenbodenschichten (siehe S. 24/25) noch einmal genau an und ertaste gründlich die knöchernen Ansatzpunkte deines Beckenbodens.

Track 5 (4 Min.): Die äußere Beckenbodenschicht:

- Nimm einen aufrechten Sitz ein, wie immer am besten erhöht. Für diese Übung ist es besonders hilfreich, wenn du dich auf einen etwas härteren Yogablock oder ein Meditationsbänkchen setzt oder einfach auf den vorderen Teil eines Stuhls. Ziehe noch mal mit den Händen deine Gesäßhälften nach außen, um einen besseren Kontakt deiner Sitzbeinhöcker mit der Unterlage zu haben und setze dich eher auf den vorderen Teil der Sitzbeinhöcker, sodass dein Becken leicht nach vorne gekippt ist. Richte die Wirbelsäule auf und entspanne deine Schultern, entspanne den Nacken und die Stirn. Achte vor allem immer wieder darauf, dass du deinen Kiefer entspannst, denn über die Muskel-Faszien-Ketten ist der Kiefer mit dem Beckenboden verbunden. Lass überall los, wo du jetzt keine Anspannung brauchst, um aufrecht zu sitzen.

Track 5 (4 Min.): Die äußere Beckenbodenschicht:

Diese Beckenbodenschicht legt sich wie eine 8 um die Öffnungen von Anus und Vagina. Beim Mann ist der vordere Kreis der 8 ausgefüllt, der Beckenboden hat eine Öffnung weniger.

- Wecke diese äußerste Schicht auf, indem du deine Schließmuskeln sozusagen „wach blinzelst", also immer wieder kurz und nur ganz leicht anspannst und loslässt. Fange mit dem Afterschließmuskel an und wandere nach vorne bis zu den Genitalien und dann wieder zurück. Dein Atem fließt dabei ruhig und du entspannst deinen Kiefer. Lass die Bewegung ganz minimal und fein sein, wie Schmetterlingsflügelschläge. Vor allem dein Gesäß, aber auch dein Bauch bleiben völlig entspannt! Wenn du die Pobacken mitanspannst, kommt die Aktivität nicht aus dem Beckenboden. Achte also darauf, dass hier keine Bewegung stattfindet.
- Dann bleibe mit deiner Aufmerksamkeit am Damm, also am Kreuzungspunkt der 8, und spanne hier den Beckenboden an und löse ihn wieder. Du kannst dabei auch mal deinen Damm berühren und die Muskelaktivität hier mit deiner Fingerkuppe wahrnehmen.
- Nach einer Weile entspanne den Beckenboden vollkommen. Lass ganz los und atme tief in ihn hinein.

Weitere bildhaft vorgestellte Übungen für die äußere Beckenbodenschicht:

- Die Klitoris Richtung Vagina bewegen und wieder loslassen.
- Mit dem Penis eine weiche „Spaghetti einsaugen“ und wieder loslassen.
- Mit dem Penis winken.
- Einen vollgesogenen Schwamm ausdrücken mit dem Anus oder der Vagina und dann wieder mit frischem Wasser auffüllen.
- Einen Kirschkern mit Anus oder Vagina einsaugen.
- Gras rupfen mit dem Beckenboden.

Track 6 (3 Min.): Mittlere Beckenbodenschicht

Die mittlere Beckenbodenschicht liegt quer im vorderen Teil des Beckens und hat ihre Ansatzpunkte an den beiden Sitzbeinhöckern und dem Schambein. Berühre und entdecke erst mal deine Sitzknochen, um einen fühlbaren Zugang dazu zu bekommen.

- Versuche, die Sitzbeinhöcker zueinander zu ziehen, so als würden sie sich aufeinander zu bewegen. Spiele ein bisschen mit dieser Vorstellung. Du kannst das Gefühl oder auch einfach die Vorstellung haben, dass sich der Bereich zwischen den Sitzbeinhöckern wie ein Gummiband zusammenzieht, oder auch dass du die Sitzbeinhöcker zueinander drückst. Aber achte darauf, dass die Gesäßmuskeln dabei völlig entspannt bleiben.
- Du kannst deine Ausatmung zur Hilfe nehmen, denn damit ist die Anspannung des Beckenbodens leichter. Mit der Einatmung lass dann wieder ganz los.
- Du kannst aber auch einfach den Atem fließen lassen oder in kleinen Impulsen die mittlere Schicht aufwecken.

- Achte darauf, nur sanft zu üben. Zur Kontrolle kannst du deine Hand auf den Unterbauch legen. Sobald die tiefen Bauchmuskeln mit anspringen, ist schon die innere Beckenbodenschicht mit aktiviert. Da wir hier differenziert mit der mittleren Beckenbodenschicht arbeiten, solltest du nur so weit anspannen, dass der Bauch komplett entspannt bleibt.
- Nimm dir Zeit und Ruhe, diese Muskelaktivität zu spüren. Übe einfach immer wieder, bis der Zugang der Nervenverbindungen vom Gehirn zum Beckenboden wieder erschlossen ist. Manchmal braucht das einfach Zeit und bewusste Arbeit. Es ist wissenschaftlich bewiesen, dass alleine schon die Vorstellung einer Bewegung eine innere Muskelaktivität bewirkt und die Muskeln stärkt.
- Dann entspanne den Beckenboden wieder und lass ganz los.

Weitere Übungen für die mittlere Beckenbodenschicht:

- Sitzhöcker einzeln oder gleichzeitig in den Boden ziehen.
- Unterlage mit Sitzhöckern ansaugen mit dem Gefühl, nur das vordere Dreieck zu aktvieren.
- Sitzhöcker-Ping-Pong: Abwechselnd einen Sitzhöcker zum anderen ziehen und sich dabei vorstellen, einen Tischtennisball hin und her zu spielen.

Track 7 (4,5 Min.): Innere Beckenbodenschicht

Die innere Beckenbodenschicht verläuft wie ein Fächer vom Steißbein zum Schambein und setzt an Außenrotatoren der Hüfte an. Sie ist der größte und wichtigste Teil des Beckenbodens und braucht am meisten Bewusstheit. Deswegen nähern wir uns diesem Teil in mehreren Schritten. Entspanne deinen Beckenboden immer wieder zwischen den einzelnen Punkten und mache gerne eine Yoga-Übung zwischendurch.

- Befühle erst mal dein Steißbein, die untersten zwei bis fünf zusammengewachsenen Wirbel deiner Wirbelsäule und die Spitze. Berühre auch dein Schambein.
- Dann entspanne dich in einem aufgerichteten Meditationssitz oder in der Rückenlage.
- Spiele ein bisschen mit deinem Steißbein und versuche, es willentlich zu bewegen. Versuche, es in verschiedene Richtungen zu bewegen, damit zu malen oder zu tanzen – und beobachte dabei die Muskelaktivität rund um das Steißbein herum und auch im gesamten Beckenbodenbereich. Mit etwas Übung wirst du tatsächlich ganz kleine Bewegungen deines Steißbeins hervorrufen können. Auch hier finde ein entspanntes Üben. Lass dir Zeit, um einen Zugang zu den Bewegungen der Muskeln an deinem Steißbein zu bekommen und übe immer wieder im Alltag.
- Ziehe jetzt dein Steißbein aktiv nach unten und spüre dabei, was mit dem Damm geschieht. Kannst du wahrnehmen, wie der Damm dabei automatisch nach oben steigt? Dieser Teil des Beckenbodens wird auch Anusheber genannt. Und das ist sehr passend, da man wirklich spüren kann, dass sich der Anus und der Damm nach oben heben, wenn diese Muskeln aktiviert werden.
- Versuche es nun mit der Vorstellung, dass dein Steißbein sich in einem großen Bogen deinem Schambein annähert und dein Schambein sich deinem Steißbein annähert.
- Mit der Aktivität der innersten Beckenbodenschicht aktivieren sich auch die tiefen Bauchmuskeln und es fühlt sich ein bisschen so an, als ob der Unterbauch nach innen und oben gesogen wird. Sobald du das spürst, reicht es an Kraft und du solltest nicht noch mehr anspannen.

- Achte darauf, dass deine Gesäßmuskeln ganz entspannt bleiben!
- Am einfachsten aktivierst du die innere Schicht des Beckenbodens, wenn du dein Steißbein erst nach unten und dann nach vorne ziehst. Probiere es einige Male aus.
- Aktiviere und entspanne diese innerste Schicht des Beckenbodens in deinem eigenen Rhythmus und atme dabei tief!
- Lockere immer wieder deinen Kiefer.
- Nun entspanne den Beckenboden wieder vollkommen. Lass ganz los und spüre nach.

Weitere Übungen für die innere Beckenbodenschicht:

- Mache verschiedene Bewegungen mit deinem Steißbein. Ziehe es in die Erde hinein, nach vorne, nach hinten, zur Seite und rundherum.
- Steißbeinfühler in die Erde: Stell dir vor, dein Steißbein wäre ein Fühler, mit dem du in die Erde hineinfühlen kannst. Mache ganz verschiedene, forschende, aber sanfte Bewegungen in die Erde hinein.
- Steißbein-Sonne: Vom Mittelpunkt aus Sonnenstrahlen mit dem Steißbein zeichnen, nach jedem Strahl immer wieder entspannt zur Mitte zurückkehren und loslassen.
- Die beiden Beckenbodenhälften (Levator-Schenkel) erkunden: Den Beckenboden jeweils vom Steißbein ausgehend Richtung Schambein „aufwecken". Siehe Übung S. 116.

Beckenbodenaktivierung über den Damm (Track 8, 8 Min.)

Diese Übung baut Kraft auf und führt dich zu deinem Beckenboden-Wohlfühltonus. Da alle drei Beckenbodenschichten am Damm zusammenlaufen, der gleichzeitig auch der Sitz des Wurzelchakras ist, ist der Dammpunkt vor dem Anus der zentrale Ort für die Beckenbodenkontraktion. Wenn wir den Damm nach oben in Richtung Wirbelsäule saugen, aktivieren wir automatisch den Beckenboden und setzen so Mula Bandha. Das Steißbein zieht nach unten, während der Damm nach oben steigt.

Natürlich musst du darauf achten, dass Gesäß nicht mit anzuspannen. Auch die äußere Beckenbodenschicht der Schließmuskulatur darf so weit wie möglich entspannen. Eine leichte Aktivität der tiefen Bauchmuskeln über dem Schambein, die mit der innersten Schicht des Beckenbodens zusammenhängen, erfolgt dagegen unweigerlich. Die positiven Energieerfahrungen mit Mula Bandha können erst entstehen, wenn es dir gelingt, den Beckenboden vor und nach der Anspannung wirklich zu entspannen.

Du hast nun die einzelnen Schichten des Beckenbodens kennengelernt. Alle diese drei Schichten sind am Damm miteinander verbunden. Du kannst also über den Damm deinen gesamten Beckenboden aktivieren.

- Stell dir vor, wie ein Lichtfaden durch deine Wirbelsäule geht und von innen am Damm befestigt ist. Ziehe den Damm mit diesem Faden nach oben in Richtung Wirbelsäule. So als würdest du ihn in den Körper einsaugen. Versuche, die äußere Beckenbodenschicht dabei so entspannt wie möglich zu lassen, die Aktivität geht von der innersten Beckenbodenschicht aus.
- Vielleicht hilft dir auch die Vorstellung, dass du den Damm nach oben steigen lässt, während dein Steißbein nach unten sinkt.

- Es ist immer leichter, den Beckenboden mit der Ausatmung anzuspannen, deswegen übe nun einige Male in deinem Atemrhythmus, mit dem Ausatmen den Beckenboden anzuspannen und mit dem Einatmen wieder ganz loszulassen. Das Gesäß darf sich nicht mitbewegen, sonst kommt die Aktivität nicht aus dem Beckenboden.
- Dann entspanne den Beckenboden für einen Moment, atme tief in ihn hinein.
- Nun versuche, mit der Einatmung den Beckenboden anzuspannen und mit der Ausatmung loszulassen. Du wirst vielleicht merken, dass das viel schwieriger ist, weil es gegen die natürliche Bewegung des Beckenbodens geht. Diese Bewegung ist also unnatürlich, aber sie hat den Vorteil, dass sie mehr Muskulatur aufbaut, da du gegen einen Widerstand arbeitest.
- Nun entspanne den Beckenboden vollkommen. Atme tief und stell dir vor, dass du dabei in den Damm hineinatmest und lass ganz los.
- Lass den Atem nun einfach ruhig weiterfließen, ohne ihn direkt mit der Aktion zu verkoppeln. Ziehe jetzt so langsam wie möglich aus der Entspannung heraus den Damm nach oben, bis er einen Tonus erreicht, also einen Spannungszustand, der dir Halt und Auftrieb gibt. Gehe also nicht wieder bis zur größten Anspannung, die den Beckenboden eher verspannt, sondern finde deinen Wohlfühltonus. Dann lass wieder ganz langsam los bis zur vollkommenen Entspannung.
- Übe nun weiter den Weg von der Entspannung zur Anspannung und wieder zurück, ganz langsam bis zu ca. 30 Prozent der maximal möglichen Anspannung. Achte darauf, den Rest des Körpers ganz locker zu lassen. Lass immer wieder los: im Kiefer, im Nacken, in den Schultern, im Gesäß, in den Oberschenkeln und im Rest des Körpers. Der Beckenboden ist Teil der tiefliegenden Muskulatur, die nicht wie die

große oberflächennahe Muskulatur darauf angelegt ist, mit voller Kraft zu arbeiten. Die inneren Muskeln sind hauptsächlich für die Stabilität zuständig und sollten dabei flexibel sein. Dazu braucht man nur etwa 30 Prozent der Kraft aufzuwenden, die man eigentlich aufwenden könnte.

- Halte nun die sanfte Kontraktion im Beckenboden und atme fließend weiter. Finde deine Wohlfühlspannung. Atme tief und halte dabei deinen lebendigen Tonus.
- Dann löse so langsam du kannst die Spannung im Beckenboden. Lass immer mehr los. Und lass noch mehr los. Lass auch ganz los in deinen Genitalien. Die Entspannung des Beckenbodens nach der Aktivität ist noch wichtiger als die Anspannung. Nur aus der Entspannung heraus kann die Energie frei fließen.
- Spüre nach.

Der Wurzelverschluss – Mula Bandha

Im Yoga ist der Beckenboden seit Tausenden von Jahren bekannt. Der Wurzelverschluss Mula Bandha ist die Kontraktion der inneren Beckenbodenschicht und eine der essenziellen Yoga-Praktiken mit vielfältigen Wirkungen auf Körper und Geist. Als einer der „Verschlüsse" (Bandhas) ist es seine Aufgabe, Energie zu halten und zu lenken.

Mula Bandha gibt uns einen energetischen Impuls nach oben, entgegen der Schwerkraft, reinigt uns von alten Schlacken, die uns „dumpf" machen, und stärkt die spirituelle Anbindung. Außerdem wirkt Mula Bandha auf alle Organe und Nerven im Beckenraum, auf die Ausrichtung und einen freien Energiefluss in der Wirbelsäule und sogar auf das Gehirn und das endokrine Drüsensystem.

Wenn du ein sehr gutes Gespür für deinen Beckenboden hast, kannst du dein Mula Bandha vervollkommnen, indem du darauf achtest, die Sitzbeinhöcker weit und schwer werden zu lassen und den Bereich der mittleren und äußeren Beckenbodenschicht möglichst zu entspannen, während du die innerste Schicht aktivierst und den Damm leicht nach oben steigen lässt, während sich dein Steißbein nach unten verlängert. Damit hast du eine gute Basis, um die Energie aufsteigen zu lassen. An erster Stelle steht die Entspannung des Beckenbodens und die Verbindung zur Erde. Ohne Wurzeln (Erdung) ist Wachstum nicht möglich. Während der Atemverhaltungen beim Pranayama ist es ratsam, Mula Bandha lange Zeit erst mal nur dynamisch zu üben und dabei darauf zu achten, immer wieder wirklich loszulassen.

Beckenboden-Lotus (Track 9, 4 Min.)

Das Wurzelchakra wird oft als vierblättriger Lotus dargestellt. Die meditative Chakra-Visualisierung aktiviert den Beckenboden und das Wurzelchakra, ist auch eine Atemübung, lenkt die Energie sanft nach oben und schult die Konzentrationsfähigkeit.

- Sitze aufrecht und entspannt. Lass los im Kiefer und im Nacken. Vertiefe deine Atmung.
- Stell dir vor, dass sich eine wunderschöne, vierblättrige, rote Lotosblüte mit dem Blütenkelch nach unten in deinem Beckenboden befindet. Die Spitzen der einzelnen Blütenblätter berühren jeweils dein Schambein, die beiden Sitzbeinhöcker und dein Steißbein.
- Stell dir vor, wie die Lotosblüte sich mit der Ausatmung zu einer Knospe mit der Spitze an deinem Damm schließt und sich mit der Einatmung wieder nach unten hin zur Energie der Erde öffnet.
- Atme tief und dehne den Beckenboden mit der Einatmung aus. Während der Ausatmung kontrahiere ihn mit bis zu 30 Prozent der Maximalkraft. Dabei wird die kraftvolle Energie der Erde durch die Aktivität des Beckenbodens nach oben durch die Wirbelsäule geschickt.
- Nach einer Weile spüre nach und entspanne den Beckenboden dabei immer mehr.

Tiefenentspannung – Kurzurlaub am Meer (Track 10, 12 Min.)

Lust auf Strand, Sonne und Meer? Genieße jederzeit einen Kurzurlaub im Paradies! Die angeleitete Entspannung der Audio-Datei führt dich in kürzester Zeit zur Erholung und Energetisierung von Körper, Geist und Seele. Im Yoga nimmt die Endentspannung einen wichtigen Raum ein, in dem alle Informationen integriert werden. Altes wird losgelassen und neue Energien werden geschöpft. Du brauchst nur zwölf Minuten Zeit und vielleicht eine Decke und ein dünnes Kissen ...

Ob du diese geführte Entspannung wählst oder dir einfach nur Ruhe gönnen magst, Shavasana ist die Position, die deinen gesamten Körper am besten entspannen lässt:

Totenstellung – Shavasana (für die Tiefenentspannung)

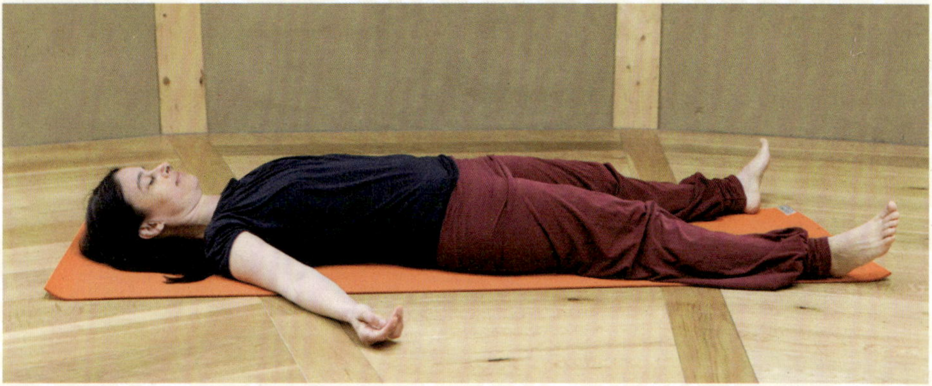

- Lege dich schonend über die Seite in die Rückenlage ab und ziehe für einen Moment die Knie vor den Oberkörper und umarme sie fest in Apanasana. Atme tief in den unteren Rücken und in den Beckenboden hinein und lass dabei ganz los im Becken. Stell die Füße langsam mit Beckenbodenaktivität wieder auf. Hebe dein Becken kurz an, ziehe es noch mehr Richtung Füße und lege es dann wieder auf dem Boden ab, um noch mehr Raum im unteren Rücken zu schaffen.

- Lass ein Bein nach dem anderen am Boden ausgleiten. Lege dir eventuell eine Rolle oder eine zusammengerollte Decke unter die Knie, wenn es für deinen Rücken angenehmer ist. Decke dich zu, ohne dass die Füße von der Decke gehalten werden. Die Füße haben mindestens 30 cm Abstand voneinander und sinken entspannt nach außen.

- Deine Arme liegen mit etwas Abstand neben dem Körper und die Handflächen zeigen nach oben. Ziehe die Schultern noch mal Richtung Becken, die Schulterblätter liegen flach auf dem Boden.

- Achte darauf, dass sich sowohl Nacken als auch Hals frei anfühlen. Stirn und Kinn sind auf einer Ebene. Lege dir eventuell ein flaches Kissen unter den Kopf.

- Schließe die Augen und entspanne deine Stirn.

- Nimm den Kontakt der Rückseite deines Körpers mit dem Boden wahr. Lass mit der Ausatmung alle Spannung im Körper ganz los. Gib alle Anspannung an den Boden ab.

- Lass los und entspanne. Vertraue, dass du von der Erde gehalten wirst. Du brauchst nichts mehr festzuhalten, nichts zu tun, dich nicht anzustrengen, du darfst einfach nur genießen.

- Dein Körper ruht, aber dein Geist ist aufmerksam und wach. Versuche, nicht einzuschlafen. Bleibe ganz bewusst!

- Lass immer mehr los. Sei bereit, hier und jetzt zu sterben.

- Wenn du nach einer Weile wieder zurückkommst, mache das sehr achtsam. Komme langsam wieder ins Leben hinein.

- Nimm deinen Atem wahr und vertiefe ihn.

- Spüre in deinen Körper hinein und lass kleine Bewegungen entstehen. Wenn du keinen inneren Bewegungsimpuls verspürst, bewege zuerst deine Finger und Zehen.

- Bewege dann nach und nach deinen ganzen Körper. Wecke jede Zelle deines Körpers wieder auf. Recke und strecke dich. Seufze und töne. Tue alles, was dir guttut und dich wieder ins Hier und Jetzt bringt.
- Lass dein Becken tanzen, indem du es mit aufgestellten Füßen vom Boden abhebst und frei bewegst.
- Ziehe noch mal die Knie zum Oberkörper (eins nach dem anderen) und umfasse sie. Wiege dich sanft von Seite zu Seite.
- Stell die Füße auf, strecke einen Arm über den Kopf aus, und rolle dich auf dieselbe Seite.
- Öffne deine Augen und nimm dir eventuell noch einen Moment Zeit.
- Stütze dich dann mit der oberen Hand ab und komme über die Seite zum Sitzen

Kundalini-Licht-Meditation – Nada Pashyanti (Track 11, 7 Min.)

Hinweis:

Du solltest immer sehr achtsam und liebevoll mit deinem Atem umgehen und nichts zu sehr forcieren. Wenn du den Atem anhältst, sollst du dabei immer noch entspannen können. Halte den Atem nicht mit voller Lunge an, wenn du dich in irgendeiner Form unwohl fühlst, an Herzbeschwerden, Bluthochdruck oder anderen Übermaßsymptomen wie erhöhtem Augeninnendruck leidest oder in psychiatrischer Behandlung bist.

Diese Übung kann eine enorm energetisierende Wirkung auf dich haben und ist außerdem ein wunderbares Beckenbodentraining.

Du kannst sie auch machen, ohne den Atem anzuhalten. Atme ohne jegliche Anstrengung, lautlos und langsam.

Mache dir keine Sorgen, wenn dir die Visualisierung schwerfällt und du keine klaren Bilder hast. Vielleicht bist du kein „visueller Typ" und nimmst mehr auf anderen Kanälen wahr. Wenn du deine Wirbelsäule noch nicht spürst, stell sie dir einfach vor. Halte dich nicht mit Denken und Bewerten auf, sondern mache die Übung einfach so gut du kannst. Mit der Zeit werden deine Visualisierung und dein Gefühl für deine Wirbelsäule immer klarer werden. Anstatt krampfhaft zu versuchen, die Energie nach oben zu ziehen, lade sie lieber ein, öffne dich für die Energie und sie wird fließen.

Arbeite nur mit dieser Technik, wenn du dich damit wirklich wohl fühlst. Manchmal ist es nicht dran, die Energie nach oben zu lenken, sondern besser, sie nach unten abfließen zu lassen.

Kali Ray, die Begründerin von TriYoga®, hat diese früher geheim gehaltene Technik der Welt zugänglich gemacht und lehrt sie als Nada Pashyanti II mit den innerlich intonierten Bija-Mantren OM beim Einatmen und AH beim Ausatmen.

- Nimm einen aufrechten und entspannten Sitz ein. Strebe mit dem Scheitel nach oben und schaffe Länge in der Wirbelsäule, die sich sanft in der natürlichen Welle aufrichtet.
- Komme mit deiner Aufmerksamkeit in den Bereich deines Beckenbodens.
- Stell dir vor, dass sich zwischen Sitzhöckern, Schambein und Steißbein ein See befindet aus reinem, hellem und glänzendem Licht.

- Vertiefe sanft deine Atmung und visualisiere, wie du mit der Einatmung das Licht durch die Wirbelsäule hindurch nach oben ziehst bis zu deinem Scheitel am höchsten Punkt des Kopfes (Kronenchakra).
- Halte hier den Atem für einen Moment an und sauge gleichzeitig den Damm von innen nach oben (möglichst nur die innere Beckenbodenschicht aktivieren, nicht die äußere).
- Halte den Beckenboden aktiv, während du wieder ausatmest. Stell dir dabei vor, wie das Licht wie ein Springbrunnen aus deinem Scheitel strömt und wieder an dir und in dir hinunterfließt und sich wieder in dem See sammelt.
- Löse den Beckenboden am Ende der Ausatmung und lass ihn ganz entspannt, während du mit der Einatmung wieder das Licht durch deine Wirbelsäule nach oben führst.
- Denke mit der Einatmung zusätzlich innerlich das Mantra OM und mit der Ausatmung AH.
- Fahre fort mit dieser Visualisierung in deinem eigenen Atemrhythmus. Achte dabei immer auf dein Wohlbefinden.
- Zum Nachspüren verweile in Meditation mit dem Fokus auf deinem Kronenchakra.

Lokah Samastah (Track 12, 1 Min.)

Vielleicht magst du zum Abschluss des Übens gemeinsam mit vielen Yoginis und Yogis auf der ganzen Welt diesen kraftvollen Wunsch für eine friedliche Welt aussenden.

Lokah Samastah Sukhino Bhavantu

Mögen alle Lebewesen in allen Welten glücklich sein!

Om Shanti Shanti Shanti Om

Frieden, Frieden, Frieden!

Weitere Übungen

Beckenboden-Atemmeditation

Du kannst wunderbar den Fokus einer ganz normalen Atem-Achtsamkeits-Meditation auf deinen Beckenboden lenken. Neben den bekannten positiven Wirkungen von Meditation stärkt das die sensorische Wahrnehmung deines Beckenbodens, dein Wurzelchakra und die untere Atmung.

- Nimm einen aufrechten Sitz ein.
- Entspanne dich in den Raum deines Beckenbodens hinein. Lass den Atem entspannt in diesen Bereich strömen. Gib dein Becken dabei vertrauensvoll an die Schwerkraft der Erde ab.
- Beobachte, wie dein Beckenboden mit dem Atem mitschwingt. Dazu musst du deinen Bauch- und Beckenbereich so weit wie möglich entspannen.
- Lass den Bereich deiner Aufmerksamkeit kleiner werden und spüre in deinen Damm hinein. Fokussiere all deine Aufmerksamkeit auf den Dammpunkt vor deinem Anus.
- Beobachte deine Atmung im Damm. Spüre in die kleine Auf- und Abbewegung, die dein Damm mit jedem Atemzug macht. Mit der Einatmung sinkt der Damm nach unten und der Beckenboden weitet sich, mit der Ausatmung steigt der Damm nach oben und der Beckenboden kontrahiert reflektorisch.
- Nimm jeden Atemzug ganz neu wahr.

- Nimm alle Empfindungen, Gefühle und Gedanken wahr, ohne sie zu bewerten.
- Komme immer wieder ganz gelassen zurück auf deinen Fokuspunkt Damm, wenn deine Gedanken dich weggetragen haben. Das Abschweifen ist ganz normal, erfreue dich an dem Erkennen und hole dich in die Beckenbodenachtsamkeit zurück.

Aktivierung der einzelnen Muskelfasern

Dein Beckenboden als Ganzes ist viel mehr als nur die drei Schichten, die du kennengelernt hast. Ein lebendiger Beckenboden besteht aus unzähligen kleinen Muskelfasern. Manche Bereiche sind verspannt, manche erschlafft und manche in gutem Zustand. Mit dieser Übung versuchen wir, dem Beckenboden mehr Lebendigkeit fern von Konzepten zu schenken.

- Nimm einen entspannten aufrechten Sitz ein. Schaue, dass dein Becken möglichst befreit gut aufgerichtet ist.
- Beginne, ganz frei einzelne Muskelfasern deines Beckenbodens aufzuwecken. Du kannst zum Beispiel mit sanften Impulsen am Damm beginnen, die sich dann langsam über den ganzen Beckenboden ausbreiten. Beobachte auch, wie unterschiedlich sich die beiden Hälften des Beckenbodens anfühlen.
- Achte darauf, dass dein Kiefer entspannt bleibt und du nur in eine sanfte, belebende Aktivität gehst.
- Nach einer Weile spüre nach und lass immer mehr los im Beckenboden. Atme tief in den Beckenboden hinein, um ihn ganz weit werden zu lassen.

Die Levator-Schenkel durchwandern

- Beginne im aufrechten Sitz mit ganz entspanntem Beckenboden, mit deinem Steißbein gefühlt die linke Hälfte deines Beckenbodens bis zum Schambein zu „durchpflügen“. Lass die Aktivität dabei ganz sanft, lösend und spielerisch sein. Mache dir bewusst, dass der Beckenboden eine Schale und keine Fläche ist. Das bedeutet, dass du mit deinem Bewusstsein zuerst nach unten gehst und dann wieder nach oben. Entspanne dabei deinen Kiefer und dein Gesäß.
- Vom Gefühl her möchtest du deinen Beckenboden eher befreien als kräftigen, indem du dein Steißbein kreativ in lösenden Bewegungen durch verspannte Areale deines Beckenbodens schiebst. Die Kräftigung ist dabei ein schöner Nebeneffekt, die du nicht absichtlich fokussierst.
- Spüre einen kurzen Moment nach, wenn du deine linke Beckenbodenhälfte durchwandert hast und vergleiche beide Beckenbodenhälften.
- Beginne dann, die rechte Beckenbodenhälfte mit deinem Steißbein auf dieselbe Art zu durchwandern.

Tanz der Shakti

Diese Übung bringt Lebendigkeit in deinen Beckenboden und aktiviert deine weibliche Urkraft (auch Männer haben eine weibliche Urkraft!). Sie befreit dich von Verspannungen im Beckenboden, in der Wirbelsäule und in deinem ganzen Körper. Die Anleitung zu dieser Übung ist ganz simpel, du musst sie nämlich einfach machen und dein Körper weist dir dann von ganz alleine den Weg. Dein Atem begleitet dich. Ohne richtig und falsch. Du darfst es einfach so richtig genießen.

- Nimm einen beliebigen aufrechten Sitz ein.
- Spüre deine Sitzknochen auf der Unterlage und richte dein Becken gerade auf.
- Entspanne dein Becken, deine Beine und Füße in die Erde hinein. Spüre den Raum zwischen Sitzhöckern, Schambein und Steißbein. Atme in diesen Bereich und lass immer mehr los. Lass die Schwerkraft auf den Beckenboden wirken. Ich möchte dich jetzt einladen, mehr zu sein und zu erforschen als zu tun. Es soll ein spielerisches Herantasten und keine Arbeit sein
- Lass ganz feine, intuitive Bewegungen im Beckenboden entstehen. Falls dir das schwerfällt, verlagere das Gewicht abwechselnd auf den rechten und den linken Sitzbeinhöcker und spüre den Kontakt zu deiner Unterlage. Bewege und spüre den Bereich zwischen Sitzhöckern, Steißbein und Schambein.
- Lausche deinem Körper und bewege dich ganz frei. Die Bewegungen entstehen mehr oder weniger von alleine, aus der Energie im Beckenboden heraus. Du darfst auch nachhelfen, falls sich nichts von alleine bewegt.
- Sei in Verbindung mit deinem ureigenen Atem.
- Verbinde dich mit der Erdenergie, die sich ihren Weg durch deinen Beckenboden sucht.
- Vielleicht fließt diese Energie sogar durch deinen Zentralkanal die Wirbelsäule hinauf.
- Lass alle Bewegungen zu und fließe mit dem Leben, das sich in dir entfalten möchte.
- Wenn dein ganzer Körper sich bewegen will: Lass es zu. Tanze. Gib dich deiner Shakti hin. Lass deinen Atem den Tanz mit der Shakti tanzen und genieße diese Befreiung.

- Vielleicht sitzt du auch ganz still und keine äußerliche Bewegung ist sichtbar. Auch das ist gut. Du gehst in die Tiefe. Auch wenn äußerlich ganz wenig los ist – es geschieht so viel.
- Tu einfach alles, was dir guttut.
- Öffne dein Wurzelchakra zur Erde hin. Gib dich ihr hin, spüre die Verbindung und die Kraft. Spüre deine Basis. Deinen Beckenboden. All die wunderbaren, mitunter lustvollen Empfindungen. Genieße!
- Zum Nachspüren oder zur anschließenden Meditation finde wieder langsam zur Stille und in den perfekten und gleichmäßigen Auflagepunkt deiner beiden Sitzhöcker.
- Nimm mit deinem reinen Bewusstsein (Shiva) die Lebendigkeit (Shakti) in dir wahr.

Ashvini Mudra

Diese Übung ist eine der wenigen Yoga-Übungen, die die Schnellkraft im Beckenboden stärkt. Nur 20 Prozent der Muskelfasern im Beckenboden sind sogenannte Fast-Twitch-Fasern, die schnell reagieren. Sie werden benötigt, wenn der Beckenboden ganz plötzlich anspannen muss, zum Beispiel beim Niesen oder Husten. Ashvini Mudra regt den Energiefluss im Beckenboden und Wurzelchakra an und gibt wie Mula Bandha einen Impuls nach oben zum Gehirn und zu den oberen Chakren.

- Nimm einen aufrechten Sitz oder auch die Hocke ein.
- Entspanne den Beckenboden.
- Ziehe zackig den Dammpunkt vor dem Anus nach oben in Richtung Wirbelsäule und lass sofort wieder los. Finde in einen gleichmäßigen Rhythmus. Wenn du das

20-mal hintereinander schaffst, hast du eine sehr gute Beckenbodenschnellkraft. Auch hier solltest du nicht mit voller Kraft arbeiten und vor allem darauf achten, dass du den Beckenboden jedes Mal wieder entspannst. Es ist nicht gewollt, dass du den Damm immer mehr anspannst und nicht mehr vollständig loslässt. Lass den Damm also erst dann wieder hochschnellen, wenn du ihn vollständig nach unten entspannt hast.

- Energetisch besonders wirkungsvoll ist die Übung, wenn du dabei den Atem mit voller Lunge hältst (Kumbhaka), sofern du nicht an Übermaßsymptomen wie hohem Blutdruck, erhöhtem Augeninnendruck oder Kopfschmerzen leidest.
- Entspanne den Beckenboden nach der Ausatmung, atme tief in ihn hinein und spüre nach.

Perlenkettenübung – Dvipada Pitham

Diese Übung kräftigt den Beckenboden, mobilisiert die Wirbelsäule und vertieft die Atmung. Sie stärkt auch das Bewusstsein für den Zentralkanal Sushumna und regt den Energiefluss an.

- Stell in der Rückenlage die Füße hüftgelenkbreit und parallel unter den Knien auf. Achte darauf, dass die Füße wirklich geradeaus zeigen, mit zwei gedachten parallelen Linien zwischen Kniescheiben, Fußgelenken und dem zweiten Zehenstrang. Die Fußstellung hat eine direkte Auswirkung auf den Beckenboden! Die Hände liegen neben dem Becken und können im Chin-Mudra sein (Daumen und Zeigefinger bilden einen Kreis, die anderen Finger sind zusammen und gestreckt). Die Handflächen zeigen zum Boden.

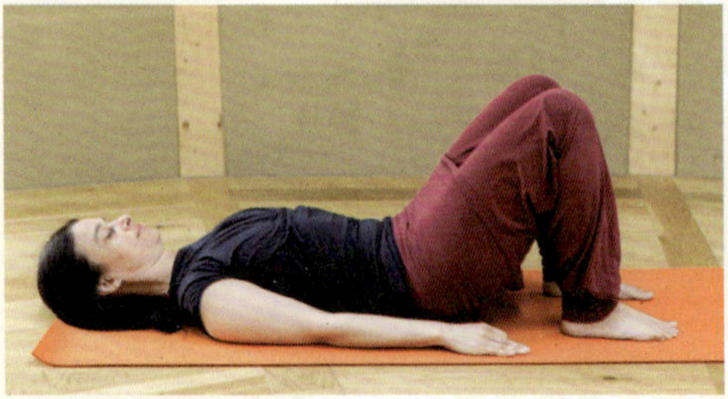

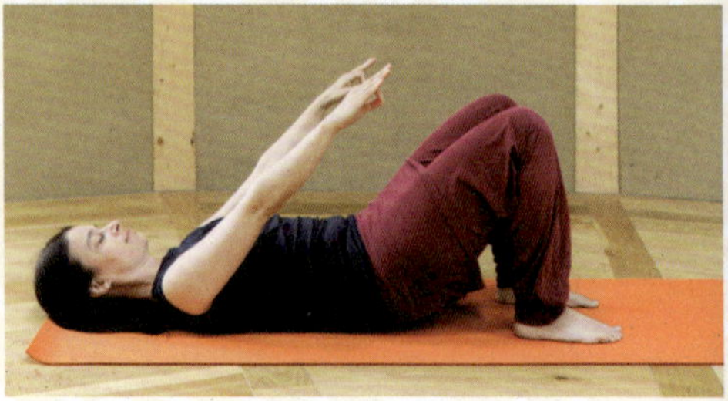

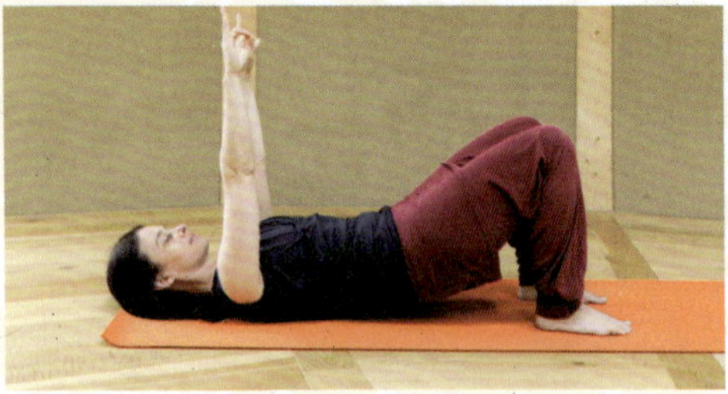

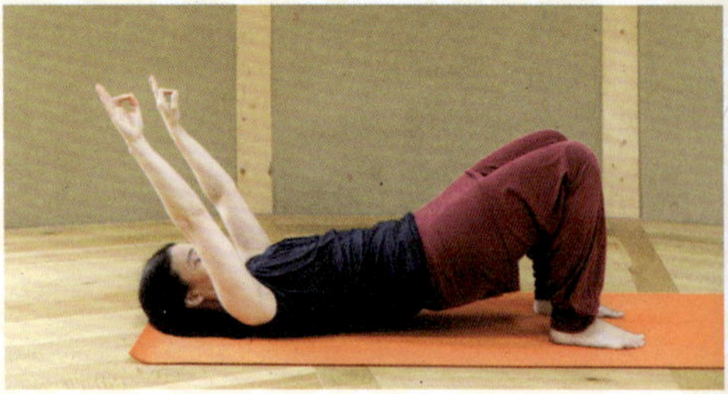

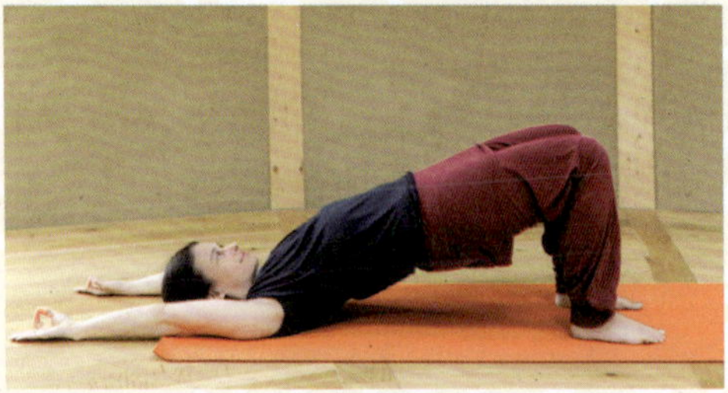

- Mit der Ausatmung ziehe das Steißbein in Richtung Füße und nach oben. Schiebe die Sitzhöcker zueinander, drücke die Großzehballen fester in den Boden und rolle zunächst dein Becken vom Beckenboden ausgehend ein, dabei schmiegt sich der untere Rücken an den Boden. Hebe dann dein Becken ab (die Sitzbeinhöcker initiieren die Bewegung nach oben) und rolle weiter bis zu den untersten Rippenbögen auf.
- Mit der Einatmung halte den Beckenboden weiterhin aktiv und rolle auch die Brustwirbelsäule bis zu deinem angenehmen Maximum auf. Der Nacken bleibt lang und behält seinen natürlichen Abstand vom Boden.
- Die Arme gehen gestreckt mit nach hinten über den Kopf.
- Mit der Ausatmung lege Wirbel für Wirbel bis zu den unteren Rippenbögen auf dem Boden ab. Die Sitzhöcker ziehen dabei Richtung Füße, um mehr Raum zwischen den Wirbeln zu schaffen.
- Mit der Einatmung lege zuerst die fünf Lendenwirbel am Boden ab, bevor du das Becken ablegst und die Lendenwirbel sich wieder ganz natürlich vom Boden lösen. Sobald das Becken auf dem Boden liegt, entspanne den Beckenboden, atme tief in ihn hinein und lass los.
- Die gestreckten Arme gehen während des Abrollens der Wirbelsäule (spätestens mit der Einatmung) wieder neben das Becken zurück.
- Halte den Beckenboden aktiv, sobald das Becken den Boden verlässt und schaffe Raum zwischen den Wirbeln, indem du während des Ablegens das Becken Richtung Füße ziehst. Der Beckenboden bleibt bis zum Ende kontrahiert und löst sich erst,

wenn das Becken wieder auf dem Boden liegt. Lass den Beckenboden dann mit dem Ende der Einatmung weit werden und entspannen.

- Rolle weiter im Atemrhythmus die Wirbelsäule auf und ab.
- Achte darauf, dass die Knie nicht nach innen oder außen fallen und sich die Großzehballen nicht vom Boden lösen. Die inneren Oberschenkel sind aktiv.
- Lass dich vom Atem führen und synchronisiere die Bewegung der Arme.
- Wenn du magst, verweile ein paar Atemzüge in der Schulterbrücke und lege danach ganz langsam und in mehreren Atemzügen Wirbel für Wirbel ab, bevor du nachspürst und zum Ausgleich einen Moment mit angezogenen Knien in Apanasana verweilst.

Schulterbrücke – Sethu Bandha Asana

Diese Übung stärkt die Kraftausdauer im Beckenboden, kräftigt aber auch die Beine und weitet den Herzraum.

- Stell in der Rückenlage die Füße hüftgelenkbreit und parallel unter den Knien auf. Achte darauf, dass die Füße wirklich geradeaus zeigen, mit zwei gedachten parallelen Linien zwischen Knien, Fußgelenken und dem zweiten Zehenstrang.
- Drücke mit der nächsten Ausatmung besonders die Fußballen mehr in den Boden, ziehe das Steißbein Richtung Füße und die Sitzbeinhöcker zueinander.
- Hebe vom Beckenboden ausgehend das Becken bis zum angenehmen Maximum nach oben an. Du darfst gerne die Fersen anheben und auf die Fußballen kommen.
- Unterstütze die Aktivität deiner Tiefenmuskulatur, indem du den Damm und den Bauchnabel einsaugst, eine Bauchmulde zwischen Schambein und Hüftknochen entstehen lässt und die vorderen Darmbeinstachel zueinander ziehst.
- Stell die Unterarme senkrecht auf, die Ellbogen ganz nah am Oberkörper. Die Finger zeigen gespreizt zur Decke.
- Drücke die Ellbogen und Füße fest in den Boden. Auch der Hinterkopf gibt einen leichten Druck in den Boden, damit der Nacken nicht flach auf dem Boden aufliegt.
- Falls dein Beckenboden sehr schwach ist, spanne auch das Gesäß an, um den unteren Rücken zu schützen. Je mehr du den Beckenboden aktiv halten kannst, desto mehr Spannung im Gesäß kannst und solltest du loslassen.
- Die Aktivität des Beckenbodens setzt sich fort über die inneren Oberschenkel bis zu den Füßen. Die Knie fallen weder nach außen noch nach innen. Du kannst dir

einen Yogablock oder ein Buch zwischen die Oberschenkel klemmen, um die Knie zu stabilisieren.

- Das Brustbein strebt nach oben und Richtung Kinn. Du kannst diese Aktion unterstützen, indem du die untersten Spitzen deiner Schulterblätter in Richtung Brustbein drückst.
- Die unteren Rippenbögen ziehen aktiv Richtung Becken.
- Die Leisten streben nach oben, der Bauchnabel zieht nach unten.
- Spüre die Verbindung zwischen den Sitzhöckern und den Großzehballen und ziehe beides Richtung Mittellinie aktiv zueinander. Das Steißbein zieht Richtung Knie.
- Lege nach ein paar Atemzügen die Arme wieder neben dem Körper ab und bringe in mehreren Atemzügen Wirbel für Wirbel zum Boden. Schaffe dabei Länge in der Wirbelsäule, indem du das Becken Richtung Füße ziehst.
- Nach dem Nachspüren komme zum Ausgleich in Apanasana oder Ananda Balasana.

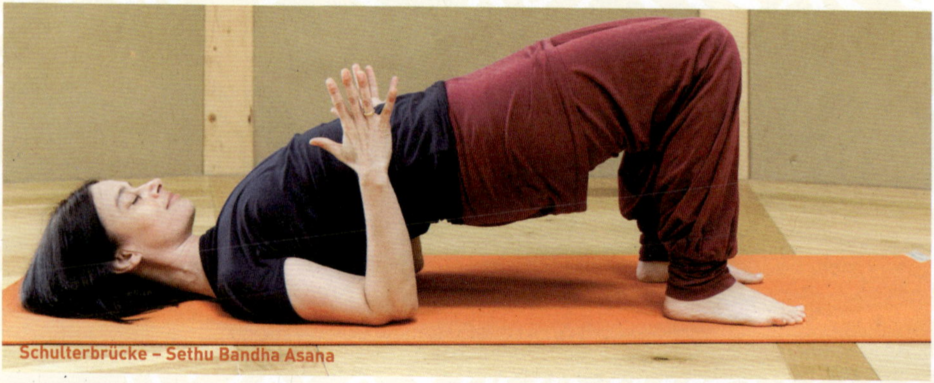

Schulterbrücke – Sethu Bandha Asana

Einbeiniges Hüftkreisen mit Hüftöffnung

Diese Übung zeigt dir genau, wie stabil deine Mitte ist, wie gut dein Beckenboden arbeitet und stärkt ihn dabei. Wichtig ist auch hier das Credo „so viel wie nötig, so wenig wie möglich" Intensität der Beckenbodenspannung. Gerade wenn die Hüfte sich in verschiedene Richtungen bewegt, braucht der Beckenboden ein großes Maß an Flexibilität, um die Aktivität in der Dehnung optimal anzupassen. Die Übung stärkt auch die Hüftmuskulatur, die für die optimale Beckenschwebespannung wichtig ist. Nebenbei wird der Gelenkknorpel ernährt, was essenziell ist für die Hüftgesundheit.

- Ausgangsposition ist die Rückenlage, bei Rückenproblemen die Füße aufstellen.
- Lege deine linke Hand auf den linken vorderen Darmbeinstachel, um zu kontrollieren, dass sich dein Becken nicht mitbewegt.
- Nimm wahr, wie viel Abstand dein unterer Rücken zum Boden hat. Dieser Abstand soll sich kein bisschen verändern.
- Aktiviere die innere Schicht deines Beckenbodens und die stabilisierende tiefe Rumpfmuskulatur. Das Steißbein zieht zu den Füßen, die Darmbeinstachel ziehen zueinander und der Unterbauch höhlt sich vom Schambein ausgehend aus.
- Beuge langsam dein rechtes Knie, ohne das Becken oder den Rücken zu bewegen.
- Beginne, mit dem rechten Bein zu kreisen.
- Mache geschmeidige und sehr langsame Bewegungen.
- Die linke Hand kontrolliert, dass das Becken komplett ruhig bleibt und du nicht zu einer Seite kippst. Dafür braucht es eine aktive Tiefenmuskulatur in der Körpermitte.

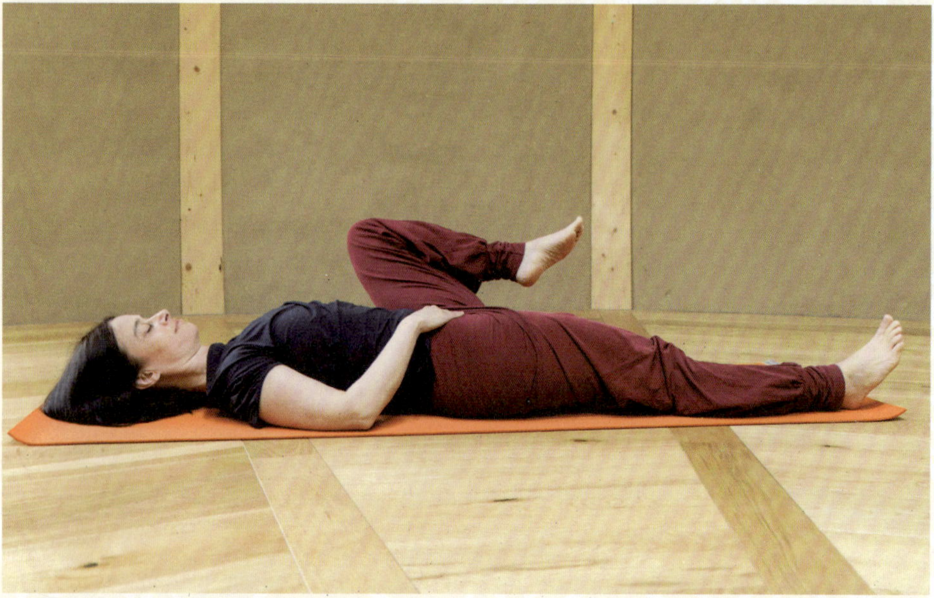

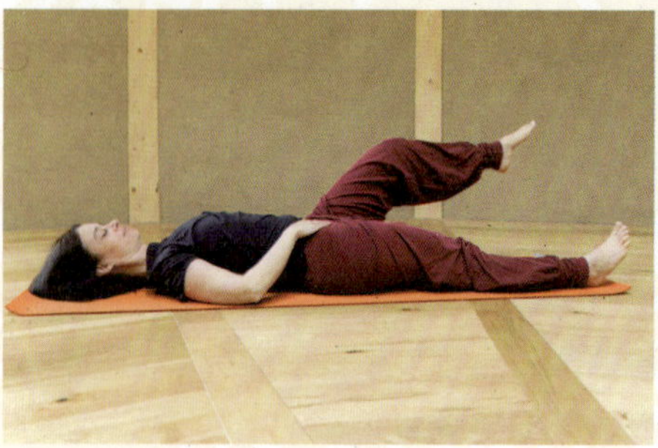

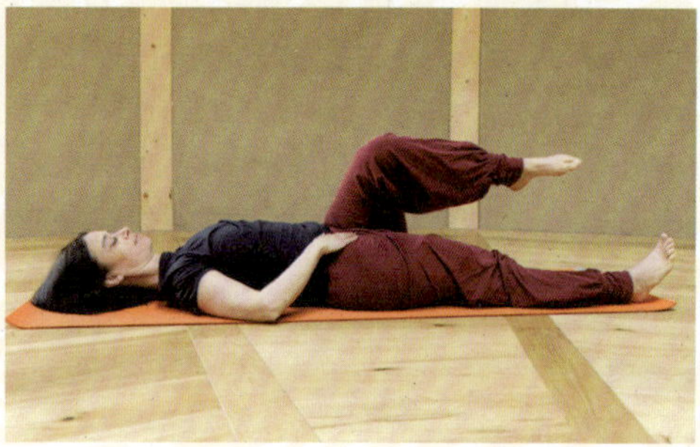

Einbeiniges Hüftkreisen mit Hüftöffnung

- Wenn sich der Darmbeinstachel mitbewegt, lass die Kreise noch kleiner und langsamer werden. Das verlangt viel Achtsamkeit von dir.
- Achte darauf, geschmeidige Kreise auch über das andere Bein hinaus zu machen.
- Wechsle dann die Richtung und kreise andersherum.
- Verschränke nach einer Weile die Hände um das Knie und ziehe es rechts von dir Richtung Boden.
- Entspanne den Beckenboden und atme tief in ihn hinein.
- Beginne, verschiedene Dehnungen mit deinem Bein zu machen, gerne auch indem du deinen Fuß fasst und in unterschiedliche Richtungen bewegst.
- Spüre dann nach, bevor du in derselben Weise mit dem linken Bein verfährst.

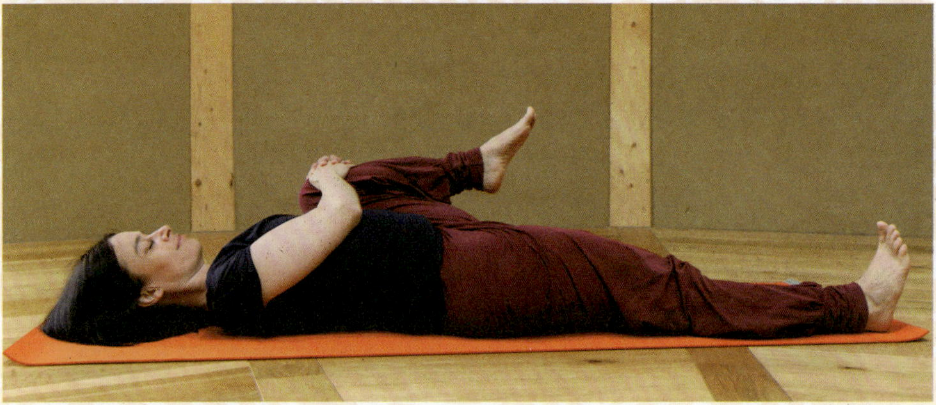

Hüftöffnung nach dem einbeinigen Hüftkreisen

Dynamische Apanasana-Variation zur Core-Kräftigung

Apanasana in dieser dynamischen Form ist eine wunderbare Kräftigungsübung für die Tiefenmuskulatur von Beckenboden und Bauch.

Wichtig: Mache diese Übung nicht in der **Schwangerschaft** und **bis drei Monate nach der Entbindung.** Bei **Rückenbeschwerden, Senkungsbeschwerden** und allgemeiner **Beckenbodenschwäche** führe die Übung abwechselnd mit nur einem Bein aus. Aber auch dann mache diese Übung erst, wenn du ein gutes Gespür für deinen Beckenboden und schon etwas Kraft aufgebaut hast. Der Beckenboden darf keinen Druck von den Bauchmuskeln erhalten, sondern muss gegenhalten können. Das heißt, die Bauchdecke darf nicht nach vorne entweichen!

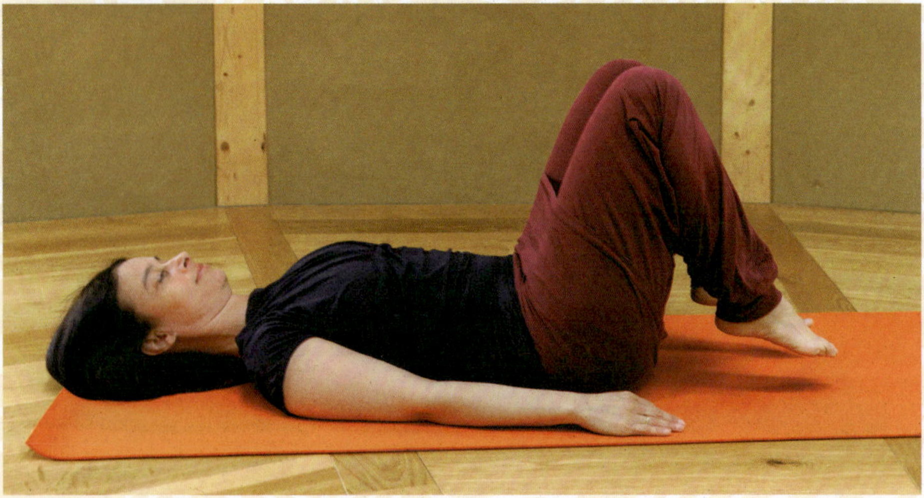

Variation: Core-Kräftigung

- Die Füße sind in der Rückenlage aufgestellt, das Kreuzbein liegt gerade auf und der untere Rücken ist in seinem natürlichen Abstand vom Boden.
- Atme tief aus, aktiviere den Beckenboden und ziehe den Unterbauch kräftig nach innen und oben. Hebe so langsam wie möglich erst Fersen, dann Fußballen, dann Zehen vom Boden ab (die Lendenwirbelsäule verändert dabei nicht ihre Position!) und ziehe dann die Knie zum Bauch. Umfasse die Knie, entspanne den Beckenboden und atme tief in ihn hinein.
- Mit der Ausatmung aktiviere wieder Beckenboden und Bauchmuskeln und bringe genauso langsam Zehen, Fußballen und Fersen zurück zum Boden.
- Mit der Einatmung lass ganz los und atme tief in den Beckenboden.
- Führe diese Übung weiter im Atemrhythmus aus und achte darauf, dass du die Füße in Zeitlupe vom Boden löst und zum Boden bringst und sich der Rücken dabei nicht bewegt.
- Als Kraftübung kannst du die Position mit kräftig aktiviertem Beckenboden halten, kurz bevor die Füße den Boden berühren. Dazu musst du auch während der Einatmung den Beckenboden und die Bauchmuskeln aktiv halten können und mehr in den unteren Rücken und in den Brustkorb atmen. Achte darauf, nicht in ein Hohlkreuz zu kommen.
- Zum Abschluss verweile in Apanasana oder Ananda Balasana und lass dabei immer mehr los im Beckenboden.

Beckentanz im Liegen

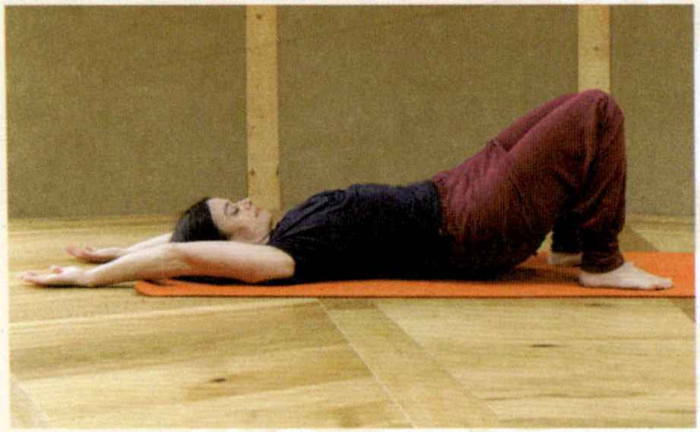

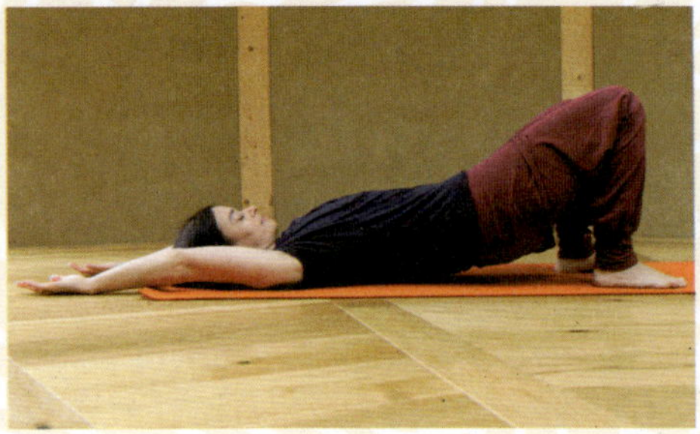

Diese Übung löst die Faszien und Blockaden im Beckenbereich, kräftigt den Beckenboden und fördert seine Flexibilität. Du kannst sie auch wunderbar zum genussvollen Aufwecken nach der Tiefenentspannung machen.

- Ausgangsposition ist die Rückenlage mit aufgestellten Füßen.
- Drücke die Füße fest in den Boden, ziehe dein Steißbein nach oben in Richtung Knie und hebe dein Becken an.
- Bewege dein Becken frei und genüsslich in der Luft. Lass zum Beispiel eine Hüfte immer wieder nach unten sinken und entspannen, während du die Aktivität der anderen Beckenhälfte erhöhst. Auch die Beckenbodenhälften aktivieren und entspannen dabei dynamisch.
- Strecke die Arme gerne hinter dem Kopf aus und lass deinen ganzen Körper sich vom Becken ausgehend frei bewegen.
- Atme tief und lass den Atem gefühlt bis in den Beckenboden strömen.

- Die Beine halten die Stabilität, der Beckenboden unterstützt.
- Wenn du dein Becken wieder ablegst, ziehe es dabei so weit wie möglich Richtung Füße und wenn du magst, mache dabei noch leicht lösende, schwingende oder schüttelnde Bewegungen.
- Komme nach dem Nachspüren noch einen Moment in Apanasana oder Ananda Balasana und atme tief in den Beckenboden hinein. Du kannst dich dabei auch von Seite zu Seite wiegen und dadurch eine kleine Rückenmassage genießen.

Tigeratmung – Vyagrah Pranayama

Die Tigeratmung ist eine wunderbare Allround-Übung. Unter anderem mobilisiert sie die Wirbelsäule, beatmet alle Lungenlappen und stärkt den Beckenboden. Achte darauf, dass deine Handgelenke nicht schmerzen. Du schützt sie, indem du die Hände sehr aktiv gespreizt hältst und Handwurzel, Zeigefingerballen sowie die Fingerkuppen in den Boden drückst. Alternativ kannst du auf Fäuste kommen oder die Übung im Sitzen machen.

- Ausgangsposition ist der Vierfüßlerstand: Handgelenke unter den Schultern. Knie unter oder etwas hinter dem Becken. Hände schulterbreit, Knie hüftgelenkweit auseinander. Du kannst dir gerne eine zusammengefaltete Decke oder etwas Ähnliches unter die Knie legen, um den Druck von diesen wegzunehmen. Die Finger sind weit gespreizt und die Handgelenkfalten parallel zum vorderen Mattenrand.
- Ziehe mit der Ausatmung das Steißbein und die Sitzhöcker zueinander nach unten, ziehe den Bauchnabel kräftig nach innen, runde erst den unteren und dann den oberen Rücken und komme so Wirbel für Wirbel in einen runden Katzenbuckel.

- Kippe mit der Einatmung das Becken ein wenig, sodass die Sitzbeinhöcker auseinander gehen und leicht nach hinten-oben zeigen. Rolle Wirbel für Wirbel in die Länge auf, ohne in ein Hohlkreuz zu kommen. Rotiere die Oberarme nach außen, das Brustbein strebt diagonal nach oben, die Spitzen der Schulterblätter unterstützen das Anheben des Brustbeines von hinten. Hebe den Kopf nur ganz leicht in Verlängerung der Wirbelsäule an, ohne das Falten im Nacken entstehen. Der Beckenboden ist weit, aber die innere Schicht stabilisiert die Wirbelsäule durch einen sanften Zug in die Länge zwischen Steißbein und Hinterkopf.

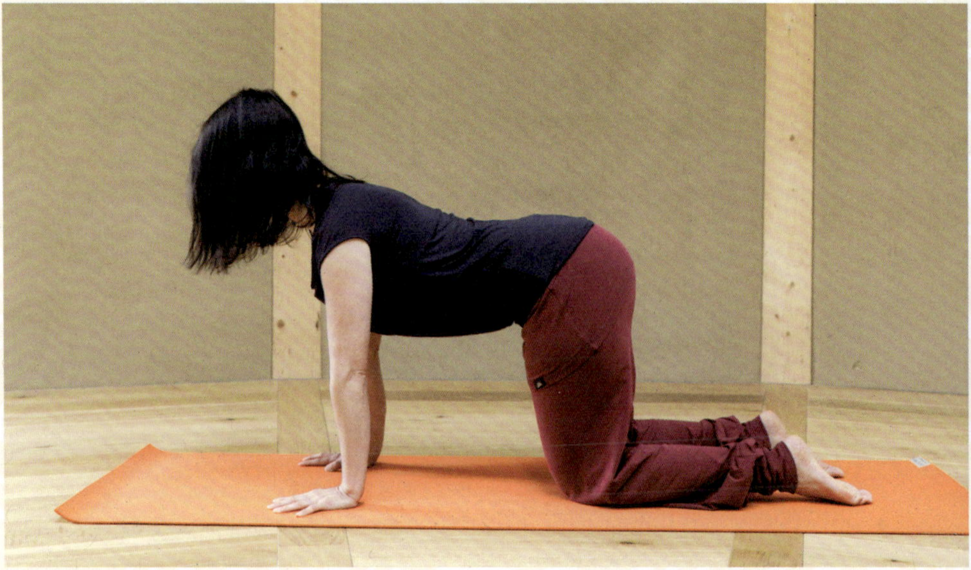

Tigeratmung – Vyagrah Pranayama:Einatmung

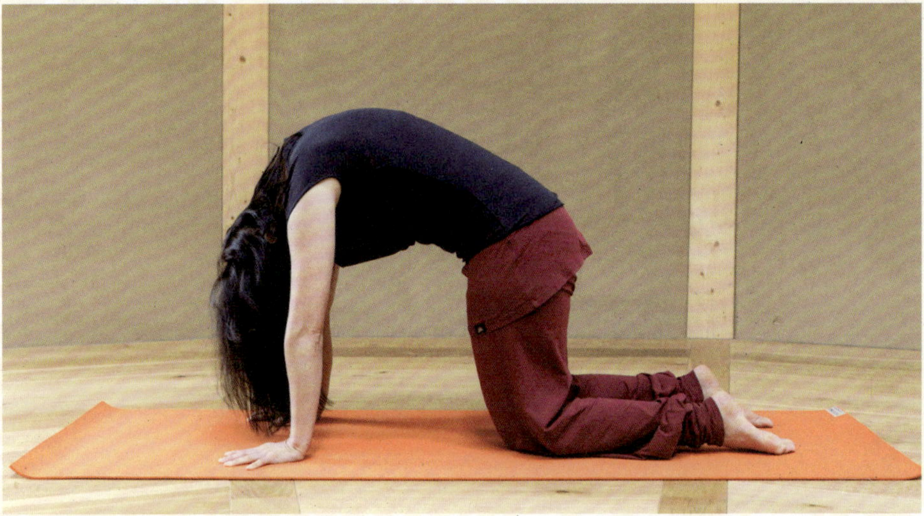

Tigeratmung – Vyagrah Pranayama: Ausatmung

- Mit der Ausatmung ziehe wieder das Steißbein aktiv nach unten und vorne, den Bauchnabel nach innen und oben, wölbe erst den unteren Rücken, dann den oberen, rotiere dabei die Oberarme nach innen und bringe das Kinn zur Brust.
- Führe die Bewegung im Atemrhythmus weiter. Der Atem führt die Bewegung.
- Atme möglichst mit der vollen Yoga-Atmung: Atme erst in den unteren Rücken, dann in die seitliche Zwischenrippenmuskulatur und zuletzt bis in die Schlüsselbeine ein.
- Atme vom Beckenboden ausgehend aus und aktiviere ihn dabei, ziehe den Bauchnabel kräftig nach innen, leere dann den Brustkorb und am Ende die obersten Lungenspitzen über den Schlüsselbeinen.

- Die Bewegung beginnt immer im Becken und endet mit dem Kopf.
- Hände und Arme sind aktiv und die ganze Zeit gestreckt. Die Oberarme können in der Rundung des Rückens eine Innenrotation und in seiner Streckung eine Außenrotation machen. Die Schultern bleiben die ganze Zeit über den Handgelenken.
- Achte darauf, in der Streckung des Rückens nicht in der Lendenwirbelsäule und Halswirbelsäule abzuknicken. Die Streckung soll hauptsächlich in der Brustwirbelsäule stattfinden. Denke immer an Länge und Weite, damit kein Hohlkreuz entsteht. Der Core bleibt leicht aktiv.
- Spüre nach einer Weile im Fersensitz nach und mache eventuell eine Ausgleichsübung für die Handgelenke (zum Beispiel Handgelenke kreisen).

Der Baum – Vrksasana

Gleichgewichtshaltungen sind wunderbar für den Beckenboden, da er hier automatisch gefordert wird, um in die Balance zu finden. Gleichgewichtshaltungen zeigen uns auch an, wie sehr wir in unserer inneren Mitte ruhen. Auf der anderen Seite führen sie uns wiederum tiefer in die innere Zentrierung, wenn wir geduldig weiterüben.

- Ausgangsposition ist der aufrechte Stand. Achte darauf, dass die Füße und Knie ganz gerade nach vorne zeigen.
- Verlagere dein Gewicht auf das linke Bein. Dabei kommt die rechte Hüfte etwas höher und die linke Hüftmuskulatur stabilisiert den Oberschenkelkopf in der Hüftpfanne, damit keine ungünstige Belastung im Hüftgelenk entsteht.

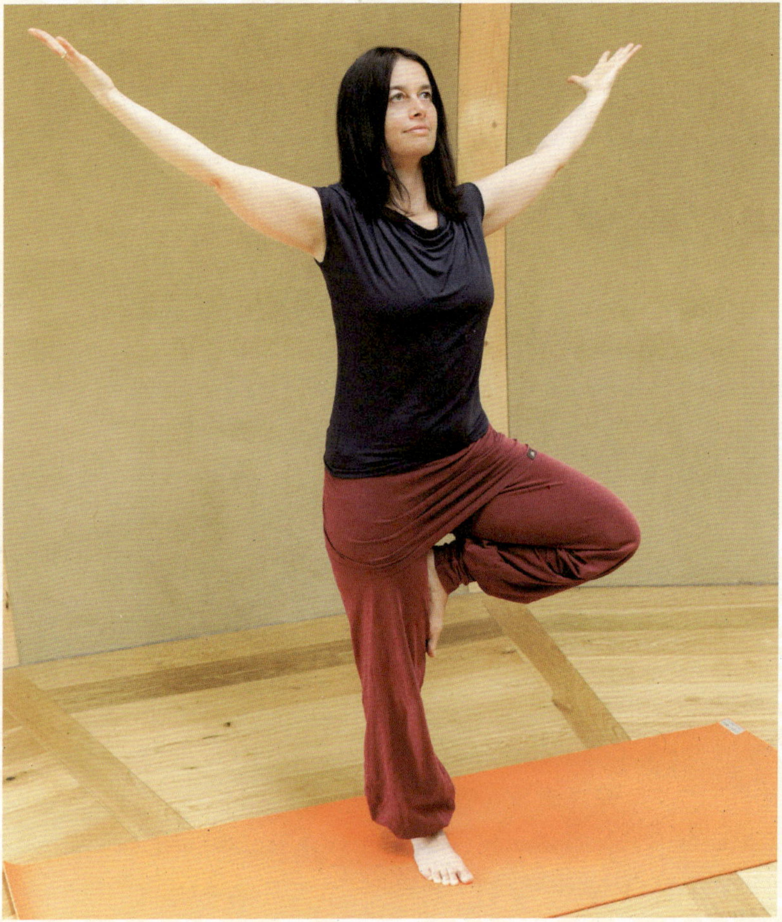

Der Baum – Vrksasana

- Stell dir vor, wie aus deinem linken Fuß Wurzeln in die Erde wachsen. Aktiviere dein Fußgewölbe, indem du besonders kräftige Wurzeln aus der äußeren Ferse, dem Großzehballen und dem Kleinzehballen in die Erde wachsen lässt.
- Auch dein Steißbein verwurzelt sich in der Erde.
- Mache dein linkes Bein zu einem starken Baumstamm: Alle Muskeln des Beines ziehen zu den Knochen hin und die Kniescheibe wird vom aktiven vorderen Oberschenkel fixiert.
- Bringe die rechte Fußsohle an die Innenseite des linken Oberschenkels (oder an beziehungsweise auf den linken Fuß oder an den Unterschenkel). Die Zehen zeigen gerade nach unten, das Knie strebt so weit wie möglich nach hinten. Fuß und Oberschenkel geben einen leichten Druck zueinander.
- Wachse aus den Hüften heraus nach oben und länge die Taille. Das Becken bleibt aufgerichtet und der Beckenboden leicht aktiv. Die innersten Bauchmuskeln ziehen vom Damm ausgehend nach innen und oben. Die Sitzhöcker und die vorderen Darmbeinstachel ziehen etwas zueinander.
- Strecke die Arme nach oben und spreize die Finger aktiv. Die Handflächen zeigen zueinander beziehungsweise drehen weiter nach hinten (beobachte, wie du noch mehr Raum in den Schultern bekommst, wenn du die kleinen Finger nach hinten drehst). Die Schulterblätter ziehen Richtung Becken. Bringe die Arme nur so weit nach oben, wie die Schultern unten bleiben.
- Stell dir vor, du bist ein Baum: tief verwurzelt in der Erde und hochwachsend in den Himmel. Verbinde dich mit Himmel und Erde.

- Bevor du den Fuß wieder abstellst, ziehe das Knie einmal vorne zum Oberkörper und atme tief in den unteren Rücken.
- Spüre nach und gleiche das Gewicht wieder gleichmäßig auf beide Füße aus. Übe erst dann die andere Seite.

Umgekehrte Körperhaltung – Viparita Karani

Diese Übung entlastet und entspannt wunderbar den Beckenboden, der sich hier von der Schwerkraft erholen darf. Außerdem entlastet sie Venen und Herz und fördert die Durchblutung des Gehirns.

Bitte nimm diese Haltung nicht ein bei Bluthochdruck, erhöhtem Augeninnendruck und während der Menstruation. Bei niedrigem Blutdruck komme aus der Position zurück, sobald die Beine zu kribbeln anfangen.

Flatus Vaginalis

Frauen passiert es häufig in Umkehrhaltungen, dass durch den entstehenden Unterdruck Luft in die Scheide eingesogen wird und als „Scheidenpups" (Flatus Vaginalis) wieder entweicht. Das ist im Grunde unproblematisch und hat meistens weniger mit einer schwachen Beckenbodenmuskulatur als mehr mit lockeren Mutterbändern zu tun. Durch das Zurücksinken der Gebärmutter entsteht ein Unterdruck in der Scheide, durch den Luft eingesogen wird und der dann besonders mit der Einatmung oder nach der Übung lautstark entweichen kann. Da die Bänder, ebenso wie das restliche Beckenbodengewebe, vor der Menstruation durch die Hormone immer weicher werden, geschieht dies generell eher am Ende des Zyklus als am Anfang.

- Lege dir einen Yogablock, ein dickes und festes Kissen, eine zusammengefaltete Decke oder eine Faszienrolle bereit. Alternativ kannst du auch die Beine an der Wand hochlegen, ohne das Becken zu erhöhen.
- Stell in der Rückenlage die Füße hüftbreit und senkrecht unter den Knien auf.
- Aktiviere mit der Ausatmung den Beckenboden, indem du das Steißbein nach vorne und oben ziehst.
- Drücke die Füße fest in den Boden und rolle dich in die Schulterbrücke auf.
- Stell den Block (oder eine der anderen Möglichkeiten) unter deinem Becken auf und lege dein Kreuzbein darauf ab.

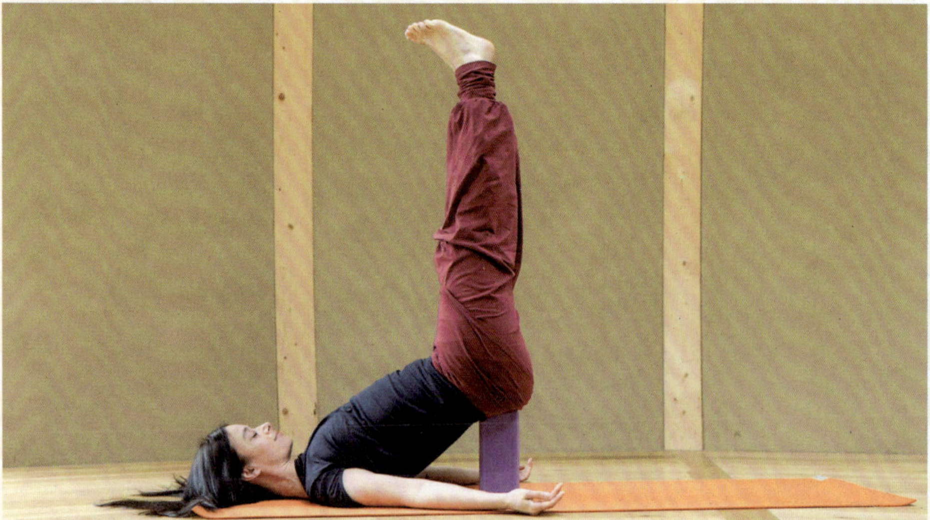

Umgekehrte Körperhaltung mit Block – Viparita Karani

- Strecke ein Bein nach dem anderen nach oben.
- Die Brustwirbelsäule bleibt im Gefühl einer Rückbeuge, damit sie nicht rund wird.
- Der Nacken behält etwas Abstand vom Boden.
- Entspanne den Beckenboden.
- Lass die Schwerkraft auf den Beckenboden wirken, während du entspannt in der Haltung bleibst.
- Zum Auflösen der Position aktiviere den Beckenboden wieder, beuge die Knie und setze einen Fuß nach dem anderen wieder auf.
- Lege den Block wieder zur Seite. Rolle dann langsam Wirbel für Wirbel ab und schaffe dabei Länge in der Wirbelsäule.
- Spüre einen Moment nach.

Viparita-Karani-Variation zur Kräftigung der mittleren Beckenbodenschicht

- Begib dich wie beschrieben in die Umkehrhaltung Viparita Karani.
- Grätsche die Beine langsam und kontrolliert während der Einatmung.
- Führe mit der Ausatmung die Beine aus der Kraft des Beckenbodens zurück, indem du die Sitzhöcker zueinander schiebst.
- Die Füße bleiben die ganze Zeit geflext, die Großzehballen ziehen in Richtung Himmel, sodass die gesamte Beckenboden-Adduktoren-Fußgewölbe-Kette aktiv ist. Der Aktions-Impuls kommt aber aus dem Beckenboden.

Vertiefung der Beckenboden-Yoga-Praxis

Wenn du dir nach einiger Zeit den Beckenboden differenziert erschlossen hast, brauchst du kein spezielles Beckenbodentraining mehr. Du kannst und solltest deine tägliche Yogapraxis so ausrichten, dass der Beckenboden immer mit dabei ist. Beckenboden-Yoga ist ganz normales Hatha-Yoga mit Integrierung des Beckenbodens. Wenn du ihn in den Übungen aktiv einbeziehst, wird er dabei trainiert. Durch den Beckenboden kannst du eine ganz neue Zentrierung in den Asanas erfahren. Er unterstützt die tensegrale Schwebespannung des ganzen Körpers und ist sehr wichtig für das gesundheitsfördernde Alignment. Wie stark man den Beckenboden anspannt, hängt davon ab, wofür man ihn gerade braucht. Die Devise heißt grundsätzlich: so viel wie nötig und so wenig wie möglich. Mit meinen weiterführenden Angeboten wie zum Beispiel Seminaren, Onlinekursen oder Reisen erschließt du dir eine Beckenboden-Yoga-Praxis in der Tiefe mit zahlreichen weiteren Übungen. Noch tiefer auch in die anatomischen Zusammenhänge geht es in der Beckenboden-Yoga-Ausbildung, während der du dich über ca. acht Monate voll und ganz den Erfahrungen mit deinem Beckenboden auf allen Ebenen widmest.

An dieser Stelle möchte ich dir wenigstens grundsätzliche Hinweise für den Einsatz des Beckenbodens in der Asana-Praxis geben, sodass du selbstständig deinen Beckenboden in den Yoga-Übungen nutzen und trainieren kannst.

- In Rückbeugen und Übungen, die die Bauchmuskulatur fordern, musst du den Beckenboden stark anspannen, um ihn selbst beziehungsweise den Rücken zu schützen. Achte darauf, beim Nachspüren wieder ganz loszulassen.
- In vielen Asanas, wie zum Beispiel Standhaltungen, unterstützt der Beckenboden die Zentrierung und Stabilisierung. Hierbei sollte er nur in Ausnahmefällen mit

voller Kraft arbeiten. In der Regel reicht ein gewisser Tonus aus, der Erdung und Aufrichtung gibt. Die Energie sollte frei durch den Körper fließen können und nicht durch Verkrampfung blockiert werden.

- In Asanas, bei denen es ums Loslassen und Entspannen geht, sollte auch der Beckenboden loslassen. Wirkliche Entspannung ist nur mit einem entspannten Beckenboden möglich.

- Während der Übergänge, wenn wir in eine Haltung hinein oder aus ihr heraus gehen (natürlich auch in die Entspannungshaltungen), hat der Beckenboden, gemeinsam mit der gesamten rumpfstabilisierenden Tiefenmuskulatur, eine besonders wichtige Aufgabe. Hierbei stabilisiert er die Bewegung und schützt Rücken, Gelenke und sich selbst. Als Teil der tiefen Frontallinie unterstützt der Beckenboden die Geschmeidigkeit von Bewegungen.

Den Beckenboden im Yoga bewusst einzusetzen, trainiert ihn nicht nur auf vielfältige Weise, sondern gibt dir ganz neue Erfahrungen der Stabilität, Entspannung und Freiheit. Durch die Zentrierung in unserer Körpermitte können wir uns umso mehr in die Weite ausdehnen. Ein lebendiger, anpassungsfähiger Beckenboden lässt außerdem die Energie der Kundalini-Shakti in uns fließen, die uns in unsere innere Kraft und in ein wunderbares Flow-Gefühl bringen kann.

Danksagung

Mein herzlicher Dank gilt allen, die mich bei der Produktion der Tonaufnahmen und des Buches unterstützt haben!

Insbesondere möchte ich Darius Gall danken, für seine selbstlose Unterstützung, sein volles Engagement, seine Zeit und Arbeit bei den Audio-Aufnahmen und für die technische Nachbereitung in seinem Studio! Du hast meine Wünsche wunderbar umgesetzt.

Ich danke meinem geliebten Mann Frank für seine wertvolle Unterstützung auf vielen Ebenen. Dein präzises Hineinspüren in deinen Beckenboden und deine tontechnische Bearbeitung haben mir und den Aufnahmen den letzten Feinschliff gegeben!

Ich danke Tribhanga Timothy Campling für seine wunderbaren Sitar-Klänge, seinen selbstlosen Einsatz und seinen Spirit!

Ich danke all meinen Lehrer*innen, die mich über Yoga, den Beckenboden, die Chakren und das Leben gelehrt haben! Besonders danke ich meinen Ausbilder*innen Urvasi und Ananda Leone, sowie Britta Klemmstein.

Herzlichen Dank an Kali Ray (TriYoga®) für die Meditationstechnik Nada Pashyanti (Kundalini-Licht-Meditation).

Ich danke den Teilnehmer*innen meiner Ausbildungen, Kurse und Seminare für ihr Forschen und Nachfragen und für die Bereitschaft, sich auf ihren Beckenboden einzulassen.

Ich danke meinen beiden wundervollen Töchtern – von denen ich durch die Schwangerschaften so viel über den Beckenboden lernen durfte! – für ihr Dasein und dass sie mich damit wirklich auf die Erde gebracht haben.

Ich danke dem Leben und dieser großen Liebe!

Om Shanti!

Autorenbio

Sarah Lucke ist zertifizierte Yogalehrerin BDY/EYU und Leiterin der umfangreichsten Beckenboden-Yoga-Ausbildung in Deutschland, die auch gerne als Fortbildung für Yogalehrer*innen und Physiotherapeut*innen oder als Einstieg in die Yogalehrer-Tätigkeit genutzt wird.

Sie unterrichtet seit 2005 Yoga und Meditation mit Fokus auf einer Synthese von spiritueller, meditativer Anbindung und gut geerdeter, präziser körperlicher Ausrichtung in liebevoller Achtsamkeit. Seit vielen Jahren leitet sie achtsame Delfin- und Yogareisen und Seminare zu den Themen Beckenboden, Erdung, Herzöffnung, Meditation, Atmung und Chakren. Seit 2020 gibt es auch Onlinekurse von Sarah Lucke.

Nach der soliden vierjährigen Ausbildung an der Yoga Akademie Berlin (Gitananda Yoga, Triyoga®, Shivashakti Yoga) haben eigene Forschungen sowie zahlreiche Fortbildungen in Yoga-Anatomie, Beckenbodentraining, Faszienforschung, StimmEnergetics und Heilarbeit ihr Wissen über die Jahre vertieft.

Auf ihrem seit 2015 bestehenden Yoga-Blog (om-site.com/yoga-blog) sind zahlreiche Artikel zu den Themen spirituelle Erdung, Yoga, Meditation, Beckenboden, Herzöffnung u. v. m. erschienen.

Nähere Infos zu den einzelnen Angeboten gibt es auf ihren Webseiten om-site.com, beckenboden-yoga.com und dolphin-journey.de.

Sarah Lucke lebt mit ihrem Mann und ihren zwei Töchtern im Wendland und genießt das Leben in der Natur, nachdem sie viel in der Welt herumgekommen und dann während ihrer zweiten Schwangerschaft von Berlin aufs Land gezogen ist.

Bibliographie und Literatur-Tipps

Eric Franklin: Beckenboden Power (Kösel, 2002)

Franziska Liesner: Mein Beckenbodenbuch (TRIAS, 2008)

Christiane Wolff, Gabriele Burkert: Yoga für den Beckenboden (GU, 2012)

Irene Lang Reeves, Dr. med. Thomas Villinger: Beckenboden (GU, 2002)

Gerhard H. Eggetsberger: Power für den ganzen Tag (Heyne, 1997)

Dr. med. Christian Larsen: „Spannendes und Entspannendes zum Thema Beckenboden" (Artikel vom Institut für Spiraldynamik, 2000)

Shalila Sharamon und Bodo J. Baginski: Das Chakra-Handbuch (Windpferd, 1989)

Daniela Meinl: Das große Faszien-Yoga Buch (Irisiana, 2017)

Anna Trökes: Yoga für Rücken, Schultern und Nacken (GU, 2000)

Ronald Steiner, Anna Trökes: Yoga für Fortgeschrittene (GU, 2012)

Eckhart Tolle: Leben im Jetzt (Goldmann, 2002)

Eckhart Tolle: Eine neue Erde (Goldmann, 2005)

Prometheus, LernAtlas der Anatomie (Thieme, 2005)

Thomas W. Myers: Anatomy Trains – Myofasziale Leitbahnen (Elsevier, 2015)

R. Tanzberger: Der Beckenboden – Funktion, Anpassung und Therapie (Urban & Fischer, 2004)